TRANSFORMA TU CONSULTA
AL MUNDO DIGITAL

Guía práctica para profesionales de salud

TRANSFORMA TU CONSULTA AL MUNDO DIGITAL

Guía práctica para profesionales de salud

DRA. OMIDRES PÉREZ DE CARVELLI

DR. MIGUEL GUEVARA

RECOMENDACIÓN

Muchos profesionales de salud han pasado un gran cambio durante la digitalización. Muchos no lo vinieron venir, y en plena pandemia, la opción era exponerse o esperar en casa la evolución natural de cualquier síntoma, y lo que eso potencialmente puede significar para un paciente inquieto, preocupado y además encerrado.

Por esta razón, es tan importante que todo el equipo de salud pueda contar con una guía práctica que les dé un paso a paso ético, legal y efectivo para poder asistir a muchos que necesitan de su apoyo y atención, aún en situaciones adversas y sin limitaciones de espacio, tiempo y lugar. Por la salud globalizada, humana, centrada en la necesidad humana, más allá del consultorio.

Alejandra Veder
Instituto de Autores
Miami

NOTA AL LECTOR

Como profesionales de salud, sabemos de sobra lo que ha implicado este modo de vida en pro de la salud de los demás: estudios interminables, actualizaciones permanentes, miles de cursos y diplomados, análisis, investigaciones, casos clínicos, guardias sin fin y mucho más, incluso atentando en contra de nuestra salud física, social y espiritual.

Todo eso porque, en nuestros corazones, el deseo de servir más y mejor es una luz que guía aún en los más duros momentos, y nos hemos transformado varias veces en ese recorrido, primero de jóvenes ilusionados a internos con propósito, luego a trabajos rurales y de hospitales compartiendo noches y días con las alegrías, así como el dolor y sufrimiento, y de entender que no somos infalibles, sino humanos imperfectos que con fe y amor pedimos a Dios sabiduría y aplomo para superar los obstáculos y ayudar a otros.

Luego toca transformamos en esposos, madres y padres con una profesión diferente, donde todos saben que, en muchas ocasiones estas y no estas, que vas y vienes, que muchas veces cambiamos el soplar el pastel de un cumpleaños por el ambú y los abrazos por el masaje cardiaco en una emergencia. Así seguimos en el proceso, cual oruga a mariposa, en la búsqueda de la salud por y para otros.

Cuando aparece el mundo digital, muchos han sentido que en su fase mariposa, se han topado con una red de araña, invisible y adherente, que les frena el vuelo y los atrapa sin salida. Causa miedo, desconfianza y dudas, como todo lo desconocido. Pero en este libro les contamos como puedes volver esa malla pegajosa en un trampolín a un mundo nuevo, el mundo digital, que nos permite volar a niveles jamás soñados, y con destino seguro, salud para todos más y mejor.

Esperamos que lo compilado en este escrito, que nos ayudó primero a nosotros, y que ha ayudado a cientos de profesionales cursantes de nuestros diplomados y formaciones, les permita poder ver el inmenso cielo azul brillante que les invita a volar, sin miedo, y con confianza de alcanzar el sueño que nos mueve día a día a la excelencia: la salud plena.

Te acompañamos a transformar tu consulta y expertícia al mundo digital vía telemedicina, y permítete vivir en 4D!

DEDICATORIA

A mi amado Dios, Omnipresente, Políglota y Multicanal 24/7.

A mi amigo, cómplice, confidente y amante esposo, Francisco, por estar a mi lado apoyándome en el camino de nuestros sueños.

A mis hijos de sangre y de vida, Jessica y Javier, Orianna y Antonio Andrés, quienes me inspiran en todo momento.

A mis padres, Omaira y Andrés, quienes me enseñaron a desarrollar la paciencia, la perseverancia y la fe.

A mis mentores y maestros, que confiaron en mí y me enseñaron que sí se puede, con un método, una guía y acción masiva.

A mi equipo de trabajo, quienes creen en las ideas púrpura y se esmeran para que hagamos juntos grandes sueños; en especial, al Dr. Miguel Guevara, quien no dudó en montarse en la barca de este sueño, un libro para que todos los profesionales de salud puedan apoyar más y mejor en función de la salud plena.

A mis pacientes, que han confiado en mí, incluso a través de la pantalla.

A mis alumnos de Telemedicina y Teleodontología, quienes han aprendido a ver el camino recorrido y hoy son líderes en sus áreas.

Y a todos los que, estoy segura, llegarán a estas líneas, esperando puedan aprovecharlas y aplicarlas para transformar sus consultas al mundo digital de manera ética, legal y segura. ¡Adelante! ¡Definitivamente, SÍ SE PUEDE!

Omidres Pérez de Carvelli

DEDICATORIA

A nuestro señor Jesús, lumbrera, luz y salvador. A María Auxiliadora, mi amor y compañera de vida, por su apoyo incondicional y enseñanzas de vida.

A mis hijas, Airamig y Migmari, mis más grandes tesoros y mi mayor motivación para seguir creciendo personal y profesionalmente. ¡Dios las bendiga, las amo!

A mis padres, por darme la vida y por las oportunidades y orientaciones para alcanzar mis metas académicas.

A la Dra. Omidres Pérez, una gran compañera de sueños académicos, quien comparte el deseo de generar espacios por el desarrollo de la Telemedicina.

A los estudiantes de Telemedicina y Teleodontología a un click, por motivarse a ser parte de la nueva realidad en las Ciencias de la salud.

A todos los colegas y compañeros que partieron con nuestro Señor, entre ellos los doctores José Guzmán, Luz Marina Farías, Jesmar Ramonis, Eduardo Bizarro, Pedro Marín, Oswaldo Luces, Germán Clavier, quienes perdieron la batalla contra el COVID-19. ¡Una gran pérdida!

Miguel Guevara

TRANSFORMA TU CONSULTA AL MUNDO DIGITAL

Guía práctica para profesionales de salud

PRÓLOGO

de Luis Eduardo Barón

Si no cambias, te cambian

Era una fría mañana de domingo en Bogotá. Comenzamos el segundo día de conferencias del Internet Marketing Summit, el evento más importante de negocios online de Hispanoamérica.

Allí, frente a 700 personas, vi salir al escenario a la doctora Omidres Pérez para contar su experiencia.

Esta historia había empezado 5 meses atrás, cuando realizamos un reto para ayudar a emprendedores y profesionales a lanzar su sueño de tener un negocio en Internet. En ese reto, entre los miles de comentarios, hubo uno que me llamó la atención: una doctora desde Cuenca, en Ecuador, preguntaba con insistencia cómo podía usar las herramientas de marketing digital para su negocio.

Ingresó a nuestro programa "Empieza Tu Negocio". Y no había pasado una semana, pero su nombre ya era familiar para todo el equipo: "Omidres ya hizo esto", "Omidres ya tiene su página", "Omidres está haciendo *lives*". Su avance fue tan rápido que, cuando decidimos escoger los conferencistas para el evento de Bogotá, su nombre surgió de inmediato.

Allí la conocí personalmente unas horas antes de verla por primera vez en el escenario. Siempre con su sonrisa y su entusiasmo, siempre con la disponibilidad de ayudar. Esa mañana, se paró frente a 700 personas a inspirar a la audiencia con su historia contada con desparpajo. Era eso, una historia para inspirar a otros: "Si yo pude, tú también puedes", fue su mensaje.

Al final de la conferencia, el público estaba tomándose fotos con ella: se había convertido en una verdadera celebridad. Ya había construido alianzas, y su equipaje de regreso estaba lleno de buenos amigos y grandes experiencias.

Quizás te estarás preguntando: ¿y qué hacía una profesional de la medicina en un escenario de negocios por Internet? Y es la pregunta errada. Después de lo que hemos vivido, nos damos cuenta de que algunos visionarios vimos llegar el futuro antes de que ocurriera.

No es fácil que una profesional de la salud entienda que el mundo que dejó en la universidad es otro, que los pacientes se comportan diferente, que el mundo se vive diferente. Tuvo que llegar una pandemia para acelerar el cambio y mostrarnos lo que Omidres había visto un año antes: la medicina no es igual después del COVID-19 ni será igual en los años venideros.

La tecnología llegó para quedarse y esa tecnología es nuestra mejor aliada si sabes cómo usarla. Hace 12 años, yo estaba quizás donde tú puedes estar ahora, pensando que a Internet aún no lo acababan de inventar, que era muy viejo, que la tecnología me atropellaba, pero sabía que el presente no era el que estaba viviendo, que el cambio venía, que si no me adaptaba, mi negocio se quedaría en el pasado.

Me costó trabajo, pero lo hice. Gracias a esa decisión, he podido cambiar la vida de miles de personas que me han dado la oportunidad de ayudarlos con mis capacitaciones, como la doctora Pérez. Ella hoy, con este libro, hará lo propio: cambiar la vida de miles de personas que lo leerán y que le darán la oportunidad de guiarlos paso a paso por el mundo de la Telemedicina.

Disfruten el libro de la doctora Omidres Pérez y del doctor Miguel Guevara. Pero, por encima de todo, apliquen cada paso para que puedan ingresar con éxito en el sistema híbrido de salud, porque el mundo ha cambiado y, si no te das cuenta del cambio, tus pacientes te cambian.

Luis Eduardo Barón
Director del Instituto de Negocios
Autor, conferencista y emprendedor.

PRÓLOGO
del Dr. Luis Arocha Mariño

Simetría y belleza en telesalud

"*Siglos atrás, nadie pensaba que el mundo estuviera cambiando en absoluto. Uno veía que sus abuelos habían vivido vidas iguales a la suya, y daba por hecho que sus nietos harían lo mismo, esperanza que se cumplía satisfactoriamente. Hoy día es un axioma que la vida está cambiando y que la tecnología está afectando a la naturaleza de la sociedad*".

Ray Kurzwel

"*El mundo actúa sobre nosotros como una máquina que no para de darnos lecciones, reforzando nuestras buenas ideas con momentos de satisfacción. Después de siglos aprendemos de qué manera es posible comprender el mundo y cómo lograrlo*".

Steven Weinberg

"La Ultramodernidad es ante todo un estilo de pensar. En época de fragmentaciones, aspira a ser sistemática; en un momento en que la ciencia y el humanismo se separan, pretende elaborar una ciencia humanística, una matemática humanística, una filología humanística; considera que la inteligencia es fundamentalmente creadora, e intenta unificar sus grandes creaciones en una poética de la acción".

José Antonio Marina

"El destino de cada uno de nosotros no depende de lo que ha ocurrido o de la suerte, depende del conjunto de decisiones oportunas que vayamos tomando, en función de los propósitos trascendentes que elaboremos ante un exterior sorprendentemente abarcador".

Proverbio NEUROCODEX

La telesalud/Telemedicina es el nuevo consultorio médico, ahora, en modo cuántico.

Mis queridos amigos, excelentes alumnos de NEUROCODEX® (NEUROCODificación de la EXperiencia humana, versión "cuántica" de cómo trabaja nuestra mente-cerebro para conocer y dominar la vida y el proceso salud/gozo - enfermedad/sufrimiento), así como extraordinarios colegas en el arte de la medicina del siglo XXI, Omidres Pérez de Carvelli y Miguel Guevara, lo entendieron perfectamente y aprovecharon la coyuntura histórica del COVID para brindarnos un suculento plato de saberes alrededor del complejo *"ars medicae"* en pleno siglo XXI.

Lo lograron en forma precisa, elegante, clara y útil, orientados según el canon de saberes científicos y humanísticos que guían nuestra excelsa profesión.

Gracias a los aportes de mentes geniales como las de A. Einstein, M. Plank, N. Born y W. Heisenberg, fundamentalmente, nuestra cotidianidad nos ofrece un estilo y calidad de vida jamás antes soñado, aunque suele pasar por alto a la mayoría de nosotros. El láser, que permite, con un mínimo de invasividad, corregir defectos; el smartphone, que te acompaña; las redes sociales, donde habitas cada día; la computadora, donde escribes; la geolocalización del destino a donde te desplazas; el reloj pulsera con el que podemos medir variables fisiológicas; la existencia de Neil Harbisson o Chris Dancy —primeros ciborgs de la historia real—; Sofía, el robot que concede entrevistas televisivas y un enorme etc. son posibles gracias a que el fabricante logró dominar un flujo de fotones de diversas frecuencias que impactan los electrones de la materia, permitiendo "saltos cuánticos" que arrastran la información indispensable para que se traduzca en el efecto esperado. De tal suerte que la medida cuántica de lo existente ya está en cada una de nuestras casas, vecindarios, trabajos, ocios y mentes.

Una de las consecuencias más interesantes de todo esto lo constituye la variabilidad del espacio-tiempo Einsteiniano, el cual ya podemos ver "encogido" cuando hablamos con nuestro amigo o familiar que, encontrándose en las antípodas del planeta, mantiene una conversación íntima desde otro espacio y otro tiempo, aunque en "tiempo real"...

Todos estos cambios profundos y veloces que se corresponden con la auténtica naturaleza de las cosas — recordemos que la luz se traslada a 300.000 km por segundo y que nosotros viajamos en una piedra que se desplaza por el espacio, alrededor del sol, a la bicoca de 106.000 km por hora, ¡sin que nos mareemos!— apenas están comenzando a formar parte de nuestro repertorio de conciencia acerca de la vida y nosotros mismos, aunque usemos la tecnología derivada de este conocimiento como si la hubiésemos tenido toda la vida.

Y deseo llamar la atención sobre cómo estos cambios impactan nuestro oficio, la medicina.

El modelo tradicional y convencional de observar los problemas de salud, tal como lo organizaron Hipócrates y luego Thomas Sydenham en su momento —signos y síntomas => síndromes => causas => enfermedades => tratamientos—, resulta insuficiente frente a estas nuevas realidades, donde la complejidad vertiginosa del vivir se convirtió en la reina de la casa.

El noble intento de la Medicina Basada en Evidencias (MBE) se fundamenta en los mismos principios, razón por la cual observamos una carencia para responder actualmente a las demandas de la OMS–UNESCO de ir sentando las bases desde la medicina para lograr la salud integral: "máximo estado de bienestar alcanzable físico, mental, social y espiritual". Queda claro que esta propuesta, que suma la educación, las ciencias sociales y la espiritualidad como elementos claves en tales logros, rebasa lo que la buena intención del modelo MBE propone.

Es por ello que nuestros autores se han sumado a la cruzada de actualizar los saberes del arte de curar y sanar a la altura de la demanda de la OMS–UNESCO: vayamos más allá de donde hemos ido hasta ahora, incorporemos saberes de otras fuentes que enriquecen la propuesta, que hemos definido como Salud y Medicina Ultramodernas, donde estando atentos a otras dimensiones del saber, contribuimos a alejarnos cada vez más de la enfermedad/sufrimiento y acercarnos a la salud/gozo como meta inaplazable en nuestro ejercicio profesional.

Y he aquí gran parte de mi entusiasmo.

Este par de jóvenes, Omidres y Miguel, lograron el sueño que alguna vez propusiese Paul Dirac como desiderátum del conocer científico-humanístico: simetría y belleza.

Lograron brindar un menú estupendo para iniciar los profundos cambios que demanda la medicina en el siglo XXI: comenzar por remozar y reorganizar el consultorio y su recurso inmediato, la historia clínica.

En primer lugar, nos brindan un marco legal y ético para que ajustemos nuestras intervenciones saludológicas (paliativas, reparadoras, restauradoras y promotoras de vidas saludables) al contexto particular en que nos encontremos; nos traen a la mesa el delicioso manjar que significa el método PCP, el cual, presentado en forma sencilla y elegante, impresiona nuestros sentidos al facilitar los procedimientos específicos que nos conducirán al éxito profesional, tanto en el impacto sobre la salud y reconocimiento de nuestros consultantes como sobre nuestro prestigio y seguridad económica; luego nos ofrecen de postre la posibilidad de un seguimiento, reforzamiento y enriquecimiento posterior de nuevos aprendizajes en pos de la actualización al tercer decenio del tercer milenio del ejercicio profesional.

Así que, querido(a) lector(a), tiene Ud. en sus manos un texto revolucionario e inédito que lo conducirá de la mano por los complejos caminos del proceso salud-enfermedad de estos convulsionados tiempos con una sencillez, elegancia, belleza, precisión y claridad de altísima calidad, redactado por dos de los más destacados próceres de la nueva y efectiva medicina del siglo XXI.

Lo invito a saborear y degustar este delicioso platillo de conocimientos que incrementará sus posibilidades de atención, elaboración de historia clínica y atención profesional efectiva, de auténtico alcance y carácter transformador saludable.

Para aquellos que quieran disfrutar de explorar las raíces de cuanto he dicho, dejo acá una corta bibliografía que ilumina la búsqueda permanente de la verdad útil a nuestro proceder:

1. La Torre, José Ignacio: **Cuántica, tu futuro en juego**, Ariel, 2017.

2. Eteven Weinberg: **Explicar el mundo**, Taurus, 2016.

3. Lederman, León y D. Teresi: **La partícula divina**, Crítica, 2004.

4. Manes, Facundo y M. Niro: **El cerebro del futuro**, Planeta, 2018.

5. Kaku, Michio: **The future of the mind**, Double Day, 2014.

6. Montilla, Laura y L. Arocha: **Ten la vida que quieres y te mereces con NEUROCODEX**, Ilacot, 2012.

7. **Saludología y Medicina Ultramoderna. Manifiesto.** www.colegioneurocodex.com 2020.

Dr. Luis Arocha Mariño

Creador principal de NEUROCODEX

Médico psiquiatra ultramoderno

INTRODUCCIÓN

En los últimos años, el mundo ha tenido un gran incremento de los servicios de tecnología e internet, llegando a disipar fronteras y hacer realidad un mundo globalizado. La pandemia aceleró aún más este desarrollo, y hemos visto ante nuestros ojos la aceleración del proceso de digitalización a nivel global.

En América Latina, hasta el 2019, el 77 % de la población contaba con internet. Eso representa 454 millones de usuarios de internet en la región, lo cual significa un crecimiento exponencial del internet en sus diversas modalidades y ancho de banda. En 2020 apareció la pandemia para la región, lo cual aceleró también de manera dramática este proceso de digitalización. El acceso a servicios digitales aumentó incluso a números que se proyectaban alcanzar en los próximos 5 a 10 años.

La unión de todos estos aspectos ha hecho que diferentes servicios digitales sean parte de la necesidad imperiosa de la nueva normalidad y de este mundo globalizado durante y post pandemia. Cifras en los Estados Unidos hablan de un aumento del 20 % de todas las visitas médicas realizadas a través de la conectividad usando la Telemedicina, lo cual representó la suma de 29.3 mil millones de dólares en servicios médicos; para el 2023, se proyecta que alcance 106 mil millones de dólares por Telemedicina solamente en los Estados Unidos.

Por su parte, la consulta digital vía Telemedicina obtuvo una alta adopción tanto en pacientes como en profesionales: su uso aumentó 2.5 veces y se duplicó el número de profesionales de salud que mostraron la Telemedicina como una habilidad adicional para el ejercicio de su área de experticia.

Todos estos números reflejan claramente el impulso en la adopción de las consultas en línea vía Telemedicina, instaurada incluso por gobiernos, instituciones públicas y privadas, y también por las legislaciones de diferentes países en la región, lo cual favorecerá esta expansión que, sin duda, llegó para quedarse ofreciendo diversidad de servicios y mayor alcance de la salud de alto nivel a más personas.

Todo este panorama hace que se establezcan nuevas áreas de oportunidades para los profesionales de los servicios de salud, abriendo la necesidad inminente de proporcionar la mejor experiencia en Telemedicina para los usuarios, así como implementar soluciones de telesalud fáciles, éticas, legales y seguras para adaptarse a las expectativas de los pacientes.

En vista de esta desafiante perspectiva para la región, los profesionales de salud deben formar parte activa de este proceso. Por lo tanto, entender la importancia de transformar sus consultas al mundo digital vía Telemedicina, a través de procedimientos y metodologías comprobadas que lleven de la mano la ética, la legalidad y la excelencia, sin dudas ni improvisaciones, son piezas fundamentales en el cuido de la salud en América Latina.

Por eso, hemos recabado los aspectos que consideramos más relevantes para que este desafío sea llevado a cabo de la mejor manera, con las características propias de la región, tomando cuenta de su diversidad, sus realidades únicas, y con el deseo ferviente de la mejora de salud para todos, con parámetros de eficiencia, eficacia, calidez y calidad, estén donde estén.

CAPÍTULO 1
¿POR QUÉ HACER CONSULTAS EN LÍNEA?

¿Qué es y qué no es telemedicina?

Son múltiples las actividades que se realizan en salud. Podemos definirlas como el conjunto de programas, planes, proyectos, procedimientos, operaciones, acciones o tareas que hacen posible establecer servicios en esta importante área. En esas actividades se utilizan recursos humanos, físicos, económicos, financieros, tiempo, equipos, infraestructura y recursos tecnológicos.

Hablando de los recursos tecnológicos, han experimentado un gran avance en las últimas décadas, ofreciendo múltiples ventajas en diversas áreas del conocimiento y la gestión. Estos recursos tecnológicos innovadores se han venido incorporando también al servicio de la salud humana. Tal incorporación no debe ser entendida como un objetivo o fin, sino como un instrumento, un medio que persiga mejorar la atención integral de los usuarios, así como su salud y calidad de vida.

El uso de las tecnologías al servicio de las ciencias de la salud debe estar basado en la persona, en el paciente, usuario o cliente como centro de las actividades. Lo que se procura es su bienestar integral con servicios más accesibles, aplicados en la distancia, independientemente de si vive lejos o cerca del consultorio del profesional o técnico de la salud o de la institución de salud. Más importante aún, son aplicables considerando de verdad el entorno personal, familiar, social y laboral del paciente-usuario; considerando, además, la sostenibilidad del sistema sanitario, la mejor gestión de la demanda, la reducción de las estancias hospitalarias, la disminución de la repetición de consultas y desplazamientos, y la mejor comunicación entre los profesionales y técnicos de salud. Esto hace que los servicios resulten mucho más accesibles para todos 24/7.

Los servicios de salud que se apoyan en estas tecnologías tienen grandes retos: la búsqueda permanente de la integración de las TICs (Tecnologías de la Información y la Comunicación), la calidad y calidez de estos procesos, la mejor imagen integral y de seguridad en el tratamiento de los datos e información, así como la capacitación y entrenamiento constante del talento humano interno y externo para el uso armónico de estas tecnologías aplicadas. Es de gran relevancia, entonces, plantear la necesidad de hacer que las TICs sean una herramienta para enfocarnos sobre los usuarios. Esto implica diseñar e implementar estrategias estructuradas pensando siempre en ellos, en el uso adecuado de los datos e información con alta seguridad, considerando las determinantes sociales de la salud y las implicaciones en el proceso *continuum* de salud y enfermedad.

1.1 ¿Qué es la Telemedicina?

Antes de estudiar los conceptos de Telemedicina, entre otros términos relacionados, debemos contextualizar algunos aspectos relevantes para el entendimiento pleno de lo que vamos a plantear.

Revisemos qué son los servicios de salud: son unidades habilitadas conformadas por procesos, procedimientos, actividades, recursos humanos, físicos, financieros, tecnológicos y de información con un alcance definido. Estos factores tienen por objeto satisfacer las necesidades implícitas y explícitas de salud en el marco de seguridad de los pacientes o usuarios, en los diferentes componentes de promoción de la salud, prevención de la enfermedad, educación sanitaria, diagnóstico, tratamiento, rehabilitación y cuidados paliativos.

Estos servicios pueden ser prestados en diferentes modalidades: intramural, extramural, a distancia o virtual, o sistemas híbridos de atención-gestión.

Otro aspecto importante son las Tecnologías de la Información y la Comunicación (TICs), que son el conjunto de recursos, herramientas, equipos, programas informáticos, aplicaciones, redes y medios que permiten la compilación, procesamiento, almacenamiento y transmisión de información (voz, texto, video o imágenes) al servicio de la salud.

Cuando unificamos ambos conceptos anteriores, obtenemos procesos enfocados en los avances de la ciencia, la tecnología y la innovación en salud, a partir de los desarrollos y las aplicaciones de ingeniería y de las TICs para la implementación de aspectos como la Telesalud y la Telemedicina. El propósito es mejorar los procesos de atención-gestión en salud, tanto de un paciente, usuario o individuo como de grandes poblaciones humanas.

Así que te invito a que revisemos y analicemos el término *Telemedicina*: es la modalidad de atención y gestión en salud realizada a distancia o virtual por profesionales y técnicos de la salud. Estos profesionales utilizan las TICs para intercambiar datos con el propósito de facilitar el acceso y la oportunidad en la prestación de los servicios de salud a la población en general, independientemente de que se presenten o no limitaciones de oferta de acceso a los servicios o de ambos en su área geográfica, sea en una gran ciudad o en sitios remotos.

Ya la distancia no es el parámetro que rige el uso de la telemedicina, sino la necesidad del servicio de salud, adaptada a las realidades del paciente actual.

ay un concepto que aparece en la Resolución 26/54 del 2019 de la República de Colombia, que establece: *"es la provisión de servicios de salud a distancia en los componentes de promoción, prevención, diagnóstico, tratamiento y rehabilitación por profesionales de salud quienes utilizan tecnologías de la comunicación, que les permite intercambiar datos con el propósito de facilitar el acceso y la oportunidad de la prestación de los servicios a la población en donde se presentan limitaciones de oferta de acceso de servicios o de ambos en su área geográfica, lo anterior no exime a los prestadores de servicios de salud y a las entidades responsables del pago de tales servicios de su responsabilidad de realizar prestación personalizada de servicios de salud en el marco del Sistema General de Seguridad Social en Salud".*

Un tema interesante en Colombia, planteado en esa misma resolución, se refiere a que la modalidad de Telemedicina tiene por objetivo facilitar el acceso y mejorar la seguridad, la pertinencia, la continuidad, oportunidad y resolutividad de los casos que resulten pertinentes en la prestación de servicios de salud, en cualquiera de sus fases, como son las de promoción, prevención, diagnóstico, tratamiento, rehabilitación y cuidados paliativos. Esta modalidad de prestación de servicios puede ser ofrecida y utilizada por cualquier prestador en las zonas geográficas con difícil acceso, siempre y cuando cumpla con los criterios para la habilitación de los servicios de esta modalidad, definidos en la normativa que regula la materia en el Estado colombiano. Son aspectos interesantes que el Estado colombiano toma en consideración, que se vienen aplicando en muchos países del mundo y que son considerados hoy en día al hablar de Telemedicina.

Por otro lado, hay un concepto que está muy ligado al de Telemedicina: nos referimos al término *Telesalud*. ¿Y qué es la Telesalud?: es el conjunto de actividades relacionadas con la salud, servicios y métodos, los cuales se llevan a cabo a distancia con ayuda de las TICs; incluye, entre otras, la Telemedicina y la Teleducación en salud.

El concepto de Telesalud se refiere también a un mecanismo enfocado a la atención a distancia por parte

TRANSFORMA TU CONSULTA AL MUNDO DIGITAL | 39

del recurso humano de salud para el análisis, discusión y toma de decisiones en relación con un diagnóstico y manejo terapéutico implementado en un paciente determinado; además, la resolución de contemplar aspectos relacionados con los requisitos de los prestadores y usuarios para acceder a los sistemas de Telesalud, planes de formación y capacitación dirigidos a los profesionales que se necesitan para el uso de las nuevas tecnologías de los servicios sanitarios, para garantizar la accesibilidad y la correcta aplicación de dichas tecnologías.

El término *Telesalud* proviene del griego *"tele"*, que significa "distancia", al que se le añade "salud" para abarcar los servicios de salud realizados en la distancia o virtuales. En algunos casos, son usados para referirse indistintamente a lo mismo: Telemedicina, Salud 2.0, Salud Conectada, TIC Salud, M Salud, entre otras.

Los términos *Telesalud* y *Telemedicina* se centran más específicamente en el uso de la tecnología para proporcionar servicios de salud a distancia o virtual, utilizando algunas de las siguientes alternativas:

–. Telediagnóstico: es el envío remoto de datos, señales, imágenes para apoyar el diagnóstico.

-.Telemonitoreo: monitoreo remoto de parámetros vitales para proporcionar servicios semiautomáticos de vigilancia o alarma.

-. Teleterapia: control de equipos a distancia, por ejemplo, dializadores.

-. Teledidáctica: aplicación de las redes tecnológicas en favor de la educación de salud.

-. Telefonía social: aplicación de modernos recursos de telefonía convencional a distancia dinámica. Es el caso de telecomunicaciones para personas con discapacidad auditiva, visual o de habla, en apoyo de la medicina preventiva y del telesocorro.

Una vez revisados la teoría y el desarrollo de la práctica de varios años, podemos plantearnos un concepto de Telemedicina: es el uso adecuado y armónico de las herramientas de las tecnologías de información y comunicación al servicio de las ciencias de la salud, por medio de las cuales podemos hacer promoción, prevención, educación, diagnóstico, tratamiento, rehabilitación y cuidados paliativos. En ella deben participar actores fundamentales, como el paciente, usuario, acompañante, familiar o representante legal, siendo estos el centro de atención; profesionales y técnicos de las ciencias de la salud, independientemente del área que manejan; y los proveedores de servicios tecnológicos (Guevara, 2020).

Trabajar el "nuevo concepto" que incluya las innumerables áreas de influencia que puede tener la Tecnología de Información y Comunicación al servicio de la salud, es indispensable para que sea entendida y valorada a cabalidad.

No solo estamos hablando de aspectos tecnológicos, sino que es de gran interés para el éxito en el cuidado de la salud plantearse la necesidad que tienen los profesionales y técnicos de la salud de ser flexibles y estar claros en que los usuarios tienen diferentes niveles de conocimiento y habilidades tecnológicas. Por lo tanto, deben de ayudarlos para hacer que estas herramientas o escenarios sean amigables, con una alta adaptación para que estos procesos en materia de salud puedan garantizar la efectividad a favor de las personas. La aplicación de los servicios de Telemedicina o, mejor dicho, ahora de los servicios híbridos, tanto en lo presencial como en lo virtual, como un modelo de intercambio de información y de procedimientos entre los profesionales de salud y los pacientes y usuarios, amerita la aceptación y el consentimiento informado por parte del paciente y de los representantes legales cuando son necesarios.

Además, hay que explicarle al paciente todo lo relativo al uso de estas tecnologías. ¿Cómo funcionan? ¿Cuáles son sus ventajas? ¿Cuáles pueden ser los posibles inconvenientes? ¿Cuáles pueden ser las aplicaciones o las contraprestaciones a esa aplicación? ¿Qué se puede y qué no se puede hacer por Telemedicina? ¿Qué es y qué no es Telemedicina? ¿Cuáles son los beneficios, costos y el uso de estas herramientas como tales?

En la actualidad, podemos observar que el avance de estas tecnologías en el campo del intercambio de la información ha permitido un desarrollo vertiginoso de la Telemedicina. Prueba de ello es lo que hoy vemos como una experiencia satisfactoria a nivel mundial en el crecimiento exponencial de la demanda de estos servicios: la declaración de la emergencia sanitaria internacional y posteriormente la pandemia por el COVID-19 han traído como consecuencia un salto vertiginoso en el uso de estas tecnologías.

Otros conceptos que se deben mencionar cuando se habla de Telemedicina, puesto que tienen mucha relación con ella, son los siguientes:

➤ **Telexperticia:** es la relación a distancia, con métodos de comunicación sincrónicos o asincrónicos, entre dos o más profesionales y técnicos de la salud, como por ejemplo las llamadas Juntas Médicas o Juntas

Profesionales. De la teoría a la práctica (T»P), podemos ilustrar la telexperticia por medio de la posibilidad real que existe hoy en día de que un grupo de profesionales de diversas áreas de la salud, aun estando físicamente en cualquier parte del mundo, puedan reunirse virtualmente para revisar y discutir el caso de un paciente, con las grandes expectativas de calidad que esto representa.

Hacemos un paréntesis para explicar los métodos de comunicación sincrónico y asincrónico antes mencionados: un método de comunicación sincrónico es aquel en que tanto el que emite la comunicación como el que la recibe se encuentran presentes en sus equipos de comunicación en el mismo momento de la emisión de la información; a saber, es una transmisión en vivo y en directo por línea en tiempo real. (T»P) Dos colegas psicólogos, quienes por medio de un software de Telemedicina estén compartiendo información por medio de videollamada sobre cómo abordarán las actividades del curso de manejo de emociones con un grupo de niños. En cambio, el método asincrónico es aquel en el cual los textos, imágenes y datos son transmitidos sin necesidad de que la persona que los emite y quien los recibe estén presentes o comunicados en tiempo real. (T»P) Un médico que le envía un correo electrónico a su paciente con las recetas e indicaciones, posterior a realizar la consulta.

➤ **Telemonitoreo:** es la relación entre el personal de un prestador de servicios de salud y un usuario en cualquier lugar donde este se encuentre, a través de plataformas, aplicaciones y equipos de monitoreo de TICs que recopilan y trasmiten datos clínicos. (T»P) Un ejemplo es el caso de un paciente que utiliza un equipo remoto de monitoreo de parámetros vitales, como un reloj de pulsera interconectado con un sistema de monitoreo de una institución de salud, para su seguimiento y control, sin moverse de su sitio de residencia, de trabajo o de actividades diarias.

➤ **Teleorientación en Salud:** conjunto de acciones que se desarrollan mediante las TICs para proporcionarle al usuario información, consejería y asesoría en los componentes de promoción, prevención, educación, diagnóstico, tratamiento, rehabilitación y cuidados paliativos. El teleorientador, en el marco de su competencia, debe informar el alcance de la orientación y entregar copias del resumen de la comunicación si el usuario así lo solicita. Además, se debe garantizar contar con un software o aplicación que permita registrar estas actividades y dejar siempre la evidencia de la ejecución correcta de ellas. Sobre este último punto, se hace énfasis en los próximos capítulos, ya que siempre debe de quedar una evidencia de lo que se está realizando. (T»P) Una profesional en consejería de lactancia materna que, utilizando un software o aplicación, realiza junto a sus usuarios sesiones de orientación individual, en parejas, en familias o en grupos de usuarios.

➤ **Teleapoyo:** soporte solicitado por un profesional de la salud a otro profesional, mediante el uso de las TICs, en el marco del relacionamiento entre profesionales. Es responsabilidad de quien solicita el apoyo la conducta que determine para el usuario o paciente. (T»P) Es el caso, por ejemplo, de un médico que se encuentra ejerciendo en una población remota y solicita ayuda, por medio de las TICs, a un equipo de salud de la institución cabecera del municipio, departamento, estado o provincia respectiva a la cual pertenece.

Cuando analizamos el tema de la legislación, sobre el que se va a profundizar un poco más adelante en este libro, observamos que se les dan categorías a quienes participan en Telemedicina; aprovechemos este espacio para establecer y aclarar algunas de estas denominaciones:

➤ **Prestador-Revisor de Telemedicina:** es un prestador de servicios de salud localizado en un área, con limitaciones de acceso o con limitaciones de capacidad resolutiva. Cuenta con las tecnologías adecuadas que le permiten enviar y recibir información para prestar servicios o ser apoyado por otros prestadores en la solución de las necesidades de salud de un paciente o de una determinada población. (T»P) Como ejemplo, planteamos el de una profesional de la enfermería especialista en cuidado de heridas, quien acude a la residencia, ubicada en área lejana, de un paciente diabético conocido por su servicio, quien cursa una úlcera en la región del calcáneo derecho y a quien la profesional debe realizar cura, seguimiento y control. Dado el cuadro que observa, solicita apoyo con el podólogo de su equipo por medio de la estación móvil de Telemedicina que porta para estos casos.

➤ Otro concepto es el de **Prestador de Referencia:** es aquel que cuenta con talento humano de salud capacitado y tecnologías de la información y comunicación suficientes y necesarias para brindar a distancia el apoyo requerido por otro prestador o por otro usuario. (T»P) Un caso que hemos estado evidenciando en los tiempos de COVID 19 es el del apoyo que grandes centros de salud, con alta capacidad resolutiva en materia de UCI, brindan a centros más pequeños y remotos para el manejo integral de pacientes COVID internados en salas de hospitalización, cuidados intermedios y cuidados intensivos de otros centros.

➤ **Prestador de Referencia de Telemedicina:** prestador de servicios de salud que cuenta con un talento humano especializado y con las TICs suficientes y necesarias para brindar, en cualquiera de las fases de atención, el apoyo requerido por un usuario o uno o más prestadores-remisores en condiciones de oportunidad y seguridad.

➤ Y, por último, pero no menos importante, **Proveedor Tecnológico**: es una persona jurídica que proporciona servicios relacionados con las TICs, como la plataforma y servicios tecnológicos. Es el responsable del aprovisionamiento, habilitación, configuración, mantenimiento, operación, soporte a usuarios y acompañamiento a entidades.

1.2 ¿Qué NO ES Telemedicina?

Vamos a tratar el tema de qué no es Telemedicina. En primer término, debemos considerar que hay algunas legislaciones que tratan esta materia; por ejemplo, una teleorientación en salud y un teleapoyo no se consideran, en ciertas partes del mundo, como áreas que forman parte de la Telemedicina. Lo anterior se plantea en consideración de que en algunos países se sostiene que la teleorientación en salud y el teleapoyo son actividades que no necesitan habilitación por un ente regulador. Es importante resaltar la debida información de advertir al usuario cuál es el alcance e implicaciones de estas actividades.

Pero vayamos ahora a la parte práctica (T»P). ¿Qué **no es** Telemedicina?: por sí solos, un software, una APP (aplicación), una videollamada normal o por WhatsApp, un mensaje de texto o una videoconferencia mediante una aplicación como Zoom o Google Meet no son Telemedicina; un mensaje de Telegram o a través de las Redes Sociales (Facebook, Instagram, YouTube), o un mensaje automático de voz no son Telemedicina. ¿Por qué? Como ya se mencionó en los apartados anteriores, la Telemedicina implica una serie de aspectos con los cuales hay que cumplir. Como recordarán, es el uso armónico y eficiente de las TICs al servicio de las ciencias de la salud, donde están involucrados profesionales y técnicos de estas, pacientes o usuarios, como el centro de atención, además de proveedores de tecnologías.

En este orden de ideas, un mensaje de texto, una videollamada, una aplicación, un software, todo ello como tecnología de la información, entre muchas otros, deben combinarse adecuadamente con la participación activa y protagónica del paciente, los profesionales y técnicos de la salud, los proveedores de servicios tecnológicos, para ser considerados Telemedicina.

Es por ello que debemos de ser cuidadosos. Hay personas que dicen: *"sí, yo estoy haciendo Telemedicina"*, mientras que lo que tienen es solo un software; o *"yo estoy haciendo Telemedicina, porque estoy atendiendo a mis pacientes vía WhatsApp"*; o *"estoy haciendo Telemedicina porque tengo un Zoom de negocios y yo ahí hago consultas con los pacientes"*. Pues bien, resulta que no es así, porque esas son herramientas sueltas que, por sí solas, no permiten hacer Telemedicina. Como profesionales y técnicos de la salud, necesitamos relacionar herramientas tecnológicas, competencias técnicas y las habilidades o competencias sociales.

Es así que hablamos de Telemedicina como procesos integrales que nos permiten hacer educación, promoción, prevención, diagnóstico, tratamiento, rehabilitación y cuidados paliativos por medio del uso de las TICs adecuadas; que nos permiten también vigilar, resguardar, cuidar sigilosamente todo lo relacionado con los datos y la información que nos revela el paciente o usuario.

Toda esta integralidad nos permite tener evidencias permanentes de esas actividades que estamos haciendo y realizar el seguimiento respectivo a los pacientes. Es entonces cuando decimos que estamos haciendo Telemedicina, con el uso armónico, adecuado e integral de las TICs al servicio de las ciencias de la salud; con una participación centrada en los pacientes, acompañantes, representantes legales o familiares, los profesionales de la ciencia de la salud y los proveedores de servicios tecnológicos, quienes garanticen indicadores de seguridad de esa data y de la información resguardada.

1.3 TeleSalud vs TeleMedicina

Lo primero que se debe aclarar es que ambas palabras no van una en contra de la otra, sino que el tema de Telesalud, con base en muchos de los conceptos que se manejan a nivel internacional, implica o lleva intrínsecamente el concepto de Telemedicina como una de las ramas principales de la Telesalud. Como ya se ha mencionado, la Telemedicina tiene que ver con el uso de esas tecnologías que precisan de la participación de pacientes-usuarios, profesionales de salud y también de la participación responsable de proveedores de servicios tecnológicos que nos permiten lograr todos esos aspectos de las ciencias médicas, como son la promoción, prevención, educación, diagnóstico, tratamiento, rehabilitación y cuidados paliativos.

En cambio, la Telesalud (que también incluye la Telemedicina) contempla otros aspectos que no necesariamente son parte de las ciencias médicas, sino que son de la ciencia de la salud. Cuando nosotros hablamos de Teleapoyo, Teleasesoría, Telemonitoreo, Teleconsultoría, Telecoaching, Teleorientación, nos referimos a áreas que ayudan a buscar permanentemente mejores niveles de salud y bienestar de los seres humanos. Cuando nos referimos al uso de las TICs para la educación en salud, también hablamos de Telesalud (educación sanitaria, educación de salud general, educación de estilos de vida, etc.).

T»P) Mencionemos algunos ejemplos: cuando realizamos una plática por videollamada sobre estilos de vida saludables, estamos haciendo Telesalud; cuando, por medio de una aplicación tecnológica, llevamos a cabo una asesoría de una madre con un recién nacido y conversamos sobre los cuidados de su hijo, cumplimos con los criterios de una Teleasesoría (Telesalud); cuando acompañamos o somos consultores de aspectos en materia de gerencia de salud, por vía de la virtualidad, se llama Teleconsultoría y es Telesalud; cuando estamos contribuyendo con la capacitación, entrenamiento y formación de profesionales y técnicos de ciencias de la salud o de personas, parejas, familias y comunidades, estamos hablando de Teleeducación y es Telesalud.

Debe quedar claro que no estamos hablando de Telesalud versus Telemedicina, pues más bien es una manera de manejar o diferenciar los conceptos de forma clara. Es así como la Telesalud es un concepto mucho más amplio, que incluye la Telemedicina, pero también otros aspectos que no maneja la Telemedicina. La Telemedicina, en sentido estricto, son todas aquellas tecnologías que están al servicio de las ciencias médicas, siendo bien importante (y esto se tocará en capítulos posteriores) que todas las áreas de las ciencias médicas, incluyendo las áreas clínicas y quirúrgicas, se benefician e impactan positivamente con el uso de las TICs.

(T»P) Por lo anterior es que ya escuchamos los términos de Teleginecoobstetrícia, TeleUCI, TeleInfectología, TelePediatría, Telemedicina interna, Teletraumatología, Teleemergencia, Teleurgencia, TelePsiquiatría, TelePsicología, Telesalud Mental, Telecirugía, TeleEnfermería, TeleGastroenterología, TeleEndocrinología, entre otros.

1.4 ¿Yo puedo hacer Telemedicina?

La respuesta depende de tu área profesional: si eres profesional o técnico de las ciencias de la salud o de las ciencias médicas, la respuesta es positiva, puedes hacer Telemedicina.

¿Puedo participar en un proyecto de Telemedicina? Sí, si cumples con los anteriores requisitos, al igual que si eres un proveedor de servicios tecnológicos.

Es bien importante cumplir con dos requisitos. Además de ser un profesional o técnico de las ciencias de la salud o de las ciencias médicas, o ser un proveedor de servicios de tecnología, se debe cumplir con requisitos en materia de capacitación, acreditación educativa o académica. Entonces, a la pregunta de quiénes pueden hacer Telemedicina, la respuesta es: todas aquellas personas que cuenten con una capacitación o estén acreditadas, facultadas o habilitadas, dependiendo del país en el que se encuentren, para ejercer la profesión en las ciencias de la salud o las ciencias médicas: médicos, odontólogos, psicólogos, psiquiatras, orientadores, terapeutas y cualquier profesional especialista en alguna de las diversas áreas, tanto clínicas como quirúrgicas, que esté capacitado en la materia.

Ahora bien, ustedes se preguntarán: ¿tienes un ejemplo de cómo un cirujano general puede hacer Telemedicina? Recuerden que actualmente, gracias a la Telemedicina, es posible hacer cirugías robóticas a distancia. Pero, si olvidamos por un momento ese hecho, que hoy en día es una realidad, cuando mencionamos los procedimientos que un cirujano general realiza sobre un paciente, cerca del 90 % son no quirúrgicos, o sea, son clínicos. El conocer al paciente, interrogarlo, examinarlo, la evaluación de los exámenes paraclínicos, la evaluación prequirúrgica, y la evaluación, control y seguimiento postquirúrgico son cerca del 90 % de las actividades que se realizan sobre el paciente; el 10 % restante se trata de la actividad quirúrgica, del estricto procedimiento que se realiza en un quirófano.

En el ejemplo anterior, el profesional cirujano general puede hacer el 90 % de sus actividades a través de la Telemedicina. Igual sucede con un ginecobstetra, un traumatólogo, un neurocirujano, un anestesiólogo, etc. Otro ejemplo es el de un profesional del área de cuidados intensivos: buena parte de las actividades que se ejecutan en la unidad la puede realizar a través de la Telemedicina, gracias a que actualmente contamos con equipos móviles que permiten realizar las evaluaciones de pacientes de manera remota. Recuerden que la Telemedicina no es solo la relación entre un profesional de salud y su paciente, sino que puede utilizarse para relacionar pacientes y grupos de profesionales o equipos de alto desempeño de y desde unidades de servicios, como una UCI (unidad de cuidados intensivos). Entonces, como ustedes pueden apreciarlo, la respuesta a su pregunta es bien amplia, pues todos podemos hacer Telemedicina, siempre y cuando cumplamos con los requisitos anteriormente descritos.

También es importante considerar una serie de aspectos éticos, bioéticos, legales y de procedimiento que, en el próximo capítulo, vamos a estar dilucidando y tratando para que el lector los conozca y los pueda llevar a cabo.

CAPÍTULO 2
ASPECTOS ÉTICOS Y LEGALES DE LA TELEMEDICINA

2.1 Aspectos Éticos

La Telemedicina se debe siempre articular alrededor de los principios éticos propuestos por la Declaración de Helsinki y la UNESCO para las intervenciones de salud. Estos principios son Respeto, Beneficencia y Justicia. Cuando discutimos el principio del respeto, se debe de entender que todas las personas implicadas deben formar parte del diseño y de la toma de decisiones en la creación de programas de Telemedicina; se debe garantizar que los usuarios puedan libremente decidir sobre los objetivos a perseguir, así como las actuaciones a seguir para su consecución, todo esto basado en el poder de la comunicación y el respeto.

En cuanto al principio de beneficencia, se debe ponderar la calidad de vida y diseñar intervenciones que persigan mejorarla, así como escuchar, en el diálogo y la toma de decisiones, las dudas e inquietudes de los usuarios, incluidas sus familias, representantes legales o cuidadores. Otro principio importante es el de la justicia, por medio de la cual se toman en cuenta las diferencias, desigualdades y determinantes sociales con criterios de calidad igual para todas las personas.

Es considerable mencionar el binomio entre la armonía y el respeto, que lleva a la libre determinación por parte del usuario y a la relevancia de la autonomía del profesional de la salud. Los servicios de salud que se prestan por la modalidad de Telemedicina o a través de los sistemas híbridos, presencial y virtual, tendrán en cuenta la libre voluntad del usuario y la autonomía del profesional de la salud, siempre en el marco ético, bioético, legal y técnico.

La libre voluntad del usuario puede referirse a varios aspectos que siempre debemos de considerar para contribuir a garantizar la calidad de los servicios y la calidad de vida de cada una de las personas que participan en esta relación. El respeto al usuario se evidencia al plantear que él pueda escoger entre un servicio de Telemedicina, servicios híbridos, presenciales o un profesional de las ciencias de la salud con el cual se quiera atender. El profesional de la salud, en el contexto de esta misma autonomía, determinará si el usuario requiere atención presencial, nos referimos a la atención desde el punto de vista físico, o si puede ser atención virtual.

¿Qué pasa si el usuario quiere que se le atienda por Telemedicina y el médico decide que requiere atención presencial o física? En estos casos, se solicita respetuosamente aclarar los términos (los mecanismos a través de los cuales se va a llevar a cabo la consulta) y por qué se debe de hacer por uno de los sistemas o por la otra vía de consulta.

La autonomía del profesional de la salud se debe de tener presente junto con los principios éticos que regulan el ejercicio de las diferentes profesiones de las ciencias de la salud. No se podrá ejercer ningún tipo de presión de manera directa o indirecta al profesional para que opte por atender al usuario a través de alguna de las modalidades de Telemedicina en detrimento de la atención personalizada cuando esta así se requiera y viceversa. Además, los prestadores deben garantizar la atención requerida por especialistas y que esta se realice por los mecanismos idóneos, tanto a nivel presencial o por Telemedicina.

No podemos olvidar que los aspectos éticos, bioéticos y legales siempre ayudarán a respetar el antiguo, pero vigente principio *primum non nocere*

Es muy importante mencionar que todos los aspectos, preceptos éticos y bioéticos que nosotros, como profesionales de la ciencia de la salud, conocemos y aplicamos cuando estamos en una consulta o un procedimiento presencial deben también ser considerados explícitamente cuando hacemos Telemedicina o sistemas híbridos.

Es muy relevante considerar el tema del respeto, la autonomía del paciente y la libertad de escogencia cuando estemos utilizando las TICs al servicio de la salud; de allí la necesidad de tenerlos siempre presentes y respetarlos integralmente. Así que lo que tú aplicas en materia de aspectos éticos, bioéticos y legales en tu consulta física o presencial, de manera ambulatoria, en un hospital, unidad de salud o consultorio, independientemente de su tamaño y complejidad, debes de tomarlo en consideración para que puedas aplicarlo también en los sistemas de Telemedicina o sistemas híbridos.

Por tal motivo, permíteme hacerte un llamado de atención para que tú, apreciado compañero, te documentes y seas respetuoso de todos los preceptos antes planteados. Ahora bien, si hay algo estrechamente relacionado con los preceptos éticos y bioéticos, pero también con los legales, es el llevar una historia clínica y el consentimiento informado. En este libro les vamos a dedicar un espacio bien importante a ambos aspectos para que los conozcas y contribuyas a su cumplimiento.

2.2 Aspectos Legales

Antes de comenzar a tratar los aspectos legales, es preciso mencionar una palabra que tiene gran relevancia cuando se habla de sistemas de salud híbridos o de Telemedicina, y se trata del término *responsabilidad*. Cada uno de los profesionales y técnicos de las ciencias de la salud que trabajen con esos sistemas es responsable del cumplimiento de todos los estándares que se aplican a nivel de los servicios.

Debemos cumplir con indicadores técnicos, sociales, de impacto económico y calidad de servicio, además de los preceptos éticos y legales. Hay que aplicarlos y respetarlos, independientemente del tamaño o la complejidad del servicio, y es responsabilidad principal del prestador de servicios.

Este tema es muy importante. Hacemos énfasis en su cumplimiento cuando los profesionales trabajan para empresas u organizaciones, sean públicas o privadas, o como independientes que trabajan solos o en un consultorio, desde su casa u oficina, trabajando en Telemedicina o sistemas híbridos: en todos estos casos, tienes que estar pendiente y ser responsable del respeto de los preceptos éticos y legales.

En función de lo anterior, cuando se habla de responsabilidad, también nos guía para garantizar la formación continua del talento humano en el manejo de las tecnologías y las herramientas inherentes a la prestación de los servicios. En este sentido, el uso de las TICs, incluso en este punto de formación y acompañamiento de los pacientes, debe ser entendido como un medio y no como un fin de la atención en salud.

También somos responsables de contar con un personal idóneo para garantizar que la atención vinculada con estas condiciones se realice de forma digna, adecuada, de tal manera que permita calidad y continuidad en la prestación de servicios por parte de un personal formado, capacitado y entrenado para realizar actividades adecuadas en Telemedicina o sistemas híbridos.

A nivel mundial, cuando se analiza lo que está sucediendo en el año 2020, encontramos, con pocas excepciones, legislación, decretos, reglamentos, normas y procedimientos adoptados por los estados para la implementación y el desarrollo pleno de la Telesalud o la Telemedicina.

Nuestros países de América Latina no son la excepción; en Norteamérica existe mucha legislación aplicable, igual que en los países europeos. Pero, por encima de todo esto, están algunos reglamentos, decretos, legislación y normas de la Organización Mundial de la Salud que datan de hace casi dos décadas. La Organización Panamericana de la Salud también ha hecho una labor de difusión poniendo a la orden de los estados miembros legislación modelo sobre esta materia, normas, procedimientos y actuaciones de cómo realizar técnicamente, y desde el punto de vista legal y ético, buena Telemedicina.

Durante el año 2020, hemos visto grandes cambios e incorporación de nuevos aspectos en materia de legislación en Telemedicina. Un hecho bien trascendente es que hay países que tenían legislación en la materia, pero han realizado reformas para perfeccionarla y adaptarla a la actual realidad de pandemia y post pandemia por COVID-19. Un aspecto interesante para destacar es cómo los estados han tratado de organizar la legislación que ya tenían sobre la materia para adaptarla al hecho de que prestadores y terceros puedan también asumir mecanismos para pagar los servicios de Telemedicina.

Sin duda, hay una regulación a nivel internacional que responde a los retos que plantean los sistemas de salud, los profesionales y el talento humano de salud, junto con los usuarios, de incorporar y desarrollar todo lo relacionado con la Telemedicina. El objetivo es regularla para lograr alcances significativos y llegar a un impacto mundial de la atención de salud, bajo las modalidades presenciales o virtuales. Muchas legislaciones en materia de Telemedicina tocan aspectos importantes, como el objeto, campos de aplicación, modalidades, acreditaciones, habilitaciones, servicios mixtos, quiénes participan, requisitos tecnológicos, etc.

Por ejemplo, la legislación de Colombia en esta materia está muy avanzada y lleva varios años aplicándose. Cuando toca el tema de modalidades, define la Telemedicina interactiva, la Telemedicina no interactiva, el papel de los prestadores y profesionales de salud, pero también de los prestadores de servicios tecnológicos, Telexperticia, Telemonitoreo y de algunos otros aspectos muy relevantes.

Hoy en día, debe quedar claro que la mayoría de los países tiene legislación y procedimientos que nos permiten estudiarlos, adaptarlos y aplicarlos en el momento de desarrollar Telemedicina. Esto resulta fundamental para que sistemas híbridos, físicos y virtuales, lleven nuestro desempeño a otro nivel, ya sea que nos estemos refiriendo al caso de su consulta o al trabajo de equipos de alto desempeño conformados por profesionales de las ciencias de la salud o las ciencias médicas, para traer beneficios a poblaciones, comunidades y países completos.

La invitación, apreciable compañero, es que revises los aspectos éticos y legales que rigen la Telesalud o Telemedicina en tu país.

2.3 Historia Clínica y consentimiento informado

En el momento en que hablamos de Telemedicina o sistemas híbridos, debemos de respetar, como ya lo explicamos, todas las disposiciones éticas, bioéticas, legales, normativas y de procedimientos de las ciencias y los servicios de la salud. Tenemos que pensar en la calidad de los servicios, en una mejor seguridad de los pacientes; es decir, lo que actualmente se conoce como la Gestión Integral de Riesgos de Servicios de Salud. ¿Y por qué se nombran todos estos aspectos cuando hablamos de la historia y registros clínicos?

Es oportuno señalar que la historia clínica es el documento formal que registra y evidencia la atención que los profesionales y técnicos de la salud, en conjunto con las instituciones y centros de salud, hacemos sobre un paciente o un usuario de nuestro servicio. Toda la actividad que nosotros vayamos a desarrollar en el marco de la Telemedicina o regímenes híbridos, tanto virtuales como presenciales, debe quedar registrada en la historia clínica.

Amerita que se utilice siempre un documento donde se registre, en forma evolutiva y cronológica, todo lo que hacemos con el sujeto de nuestra acción, que puede ser el paciente o usuario. Ya todos conocen que la historia o el registro clínico es un documento médico legal de uso obligatorio en cada una de nuestras actividades, motivo por el cual, en Telemedicina no es la excepción a la regla.

Pero, cuando hablamos de Telemedicina y sistemas híbridos, es importante mencionar que el registro clínico puede ser electrónico. Para eso, actualmente contamos con aplicaciones y plataformas de software ya no solo de historias clínicas virtuales o electrónicas, que son de uso legal y aceptadas en la mayoría de los sistemas sanitarios del mundo, sino que también tenemos software de Telemedicina que tiene aplicaciones integradas para las historias clínicas electrónicas; de este modo, se garantiza contar con un registro permanente de las actividades que desempeñamos con nuestros pacientes.

La historia clínica tal cual como la conocemos debe tener evidencia de la identificación del paciente, del representante legal, si existe, o del acompañante, y la identificación del profesional de las ciencias de la salud que actúa sobre un determinado paciente. Por supuesto, debe registrar los antecedentes, motivo de consulta, un aparte para el registro de los estudios paraclínicos de todo lo que podamos hacer, independientemente que sea por vía virtual o presencial, del examen físico del paciente, y debe tener un aparte de la evolución. Debe ser, entonces, un documento que nos permita registrar constantemente la actividad que tenemos con el paciente.

Es un mecanismo fidedigno y de gran relevancia en el momento de evacuar pruebas para demostrar que se llevó a cabo una actividad o se solicitó alguna participación importante del paciente, ya que todo queda constatado como evidencia en este registro o historial clínico, de allí la importancia de que lo realicemos. Además, como se mencionó al principio de este capítulo sobre aspectos éticos, bioéticos y legales, es importante que, al trabajar con Telemedicina o sistemas híbridos, tengamos presente respetar en todo momento el hecho de contar con una buena historia clínica.

l llamado es para que tú, en tus servicios híbridos, presenciales y virtuales, independientemente de su tamaño o complejidad, respetes la necesidad de contar con una historia o registro clínico del paciente-usuario de tus servicios.

Consentimiento Informado

Uno de los aspectos relevantes cuando revisamos la necesidad de cumplir a cabalidad con los preceptos éticos y legales en el ejercicio de las ciencias de la salud es la aplicación del consentimiento informado. Este se entiende como un proceso permanente de comunicación respetuosa entre el paciente, representante legal, acompañante, y el profesional o los profesionales de salud.

En la antigua Grecia, primaba el concepto paternalista en la relación médico-paciente. La ética médica era aristocrática, pues había una virtud con nobleza de cuna y de sangre. Así mismo, el médico o el profesional de la salud era considerado un amigo de la sabiduría, alguien que se acercaba a la técnica y la prudencia de la ciencia y trataba de sustentar su saber práctico en un conocimiento científico. La enfermedad era considerada como causa del caos, y el paciente enfermo, un individuo desordenado y éticamente inmoral, ya que, de acuerdo con lo anteriormente expresado, su entendimiento estaba alterado, y por eso la causa de su enfermedad.

El hombre iba tomando conciencia de que el saber no podía limitarse a lo conocido; entonces, comienza a cuestionarse ese orden, a investigar y a entrar en escena como un ser inteligente, racional, libre y poseedor de dignidad. Mediante su voluntad y su razón, puede cambiar el entorno natural y social, puede cambiar la historia.

Esta capacidad constructora de nuevas realidades entra en

la moralidad y se canaliza a través del concepto de que los hombres son sujetos con capacidad para discernir racionalmente por sí mismos, para establecer qué acciones concretas son buenas sin necesidad de que ninguna autoridad se lo diga. Aquí se comienza a observar cómo, en la historia de la humanidad, se empiezan a generar transformaciones que permiten que los seres humanos puedan participar como sujetos activos y protagónicos en los cambios que ellos o la sociedad ameriten.

Aparece y se desarrolla el concepto de autonomía moral, que alcanza la mayoría de edad con Kant siglos más tarde. Este principio de autonomía tuvo un gran impacto sociopolítico y de él emergen nuevas formas de gobernar, como el poder democrático y autonomista. Los derechos de las personas, que en la historia del pensamiento se remontan al siglo XVII, son una conquista reciente en el terreno de la actividad médica o la actividad de salud, y le otorgan al paciente igualdad de derechos.

Esa crisis del modelo clásico entre la relación del profesional de la salud con el paciente, fundamentado en el paternalismo, en el cual el paciente era considerado un minusválido físico, psicológico y moral, por lo que se consideraba incapaz de tomar decisiones por sí mismo, ocurre apenas en el siglo XX, en los años 70, cuando se dan pasos firmes para transformar ese papel pasivo del paciente y su familia.

Hasta ese momento, las actitudes del médico, las ideas religiosas y el ambiente familiar eran pilares de dicha tendencia paternalista. Sin embargo, los cambios sociales, políticos y religiosos modificaron la actitud del paciente hacia la enfermedad, pero también su nivel de compromiso y participación como sujeto de derechos y de deberes en la relación con los profesionales y técnicos de la salud.

Es necesario que el equipo de salud internalice rápidamente que esos tiempos evolucionaron: hoy en día hablamos de derechos de los pacientes, derechos que siempre existieron, pues devienen del derecho natural y hoy se han positivizado en normas expresas. Debemos prepararnos rápidamente para el cambio con inteligencia y voluntad para que, amén de las angustias propias de nuestras profesiones, no nos sumemos al desprestigio y la desventura de ser imputados por negligencia o ignorancia respecto al deber que como profesionales de salud tenemos en estos tiempos.

Es con base en ello que debemos considerar las modalidades de atención que podemos realizar sobre un paciente o usuario, como las actividades de procedimientos físicos, virtuales o híbridos; además, debemos tener presente todo este cambio que se ha experimentado en la historia de la humanidad con respecto a la participación y los derechos de los pacientes, y los deberes de los profesionales de la ciencia de la salud.

Cuando nos planteamos el concepto del consentimiento informado, podemos decir que es un proceso de diálogo desarrollado en el marco de la relación profesional o técnico de la salud-paciente. En dicho proceso, una persona con capacidad de decisión recibe una información comprensible y suficiente para sus necesidades.

Esa información la capacita para participar voluntaria y activamente en la toma de decisiones respeto al procedimiento diagnóstico y terapéutico a realizar, los cuidados a recibir como consecuencia de una enfermedad o un motivo de consulta, independientemente de si la metodología es física, virtual o híbrida, como es el caso de la Telemedicina.

Evidentemente, el individuo debe ser considerado competente para poder ejercer su derecho a recibir información y, en consecuencia, adoptar una respuesta integral. La competencia se podría definir como la capacidad del paciente o del usuario para comprender la situación a la que se enfrenta, los valores que están en juego y los cursos de acción posibles, con las consecuencias previsibles de cada una de ellas, para luego poder tomar, expresar y defender una posición que sea coherente con su propia escala de valores.

Debemos de estar pendientes de que hay diferentes criterios para valorar si un individuo es competente o no; pero eso no lo decide solo el profesional de la salud del paciente, sino que lo deciden equipos organizados para ese fin.

Para definir la competencia del paciente o del usuario, debemos de considerar si puede comprender la información, si está libre para decidir, si es capaz de tomar la decisión, si posee actitud para darse cuenta de su propia situación, si es capaz de deliberar sobre las opciones que se le ofrecen, si presenta la capacidad para comunicarse con los profesionales, entre otros aspectos.

Existen algunos aspectos que son fundamentales y que caracterizan el consentimiento informado:

- Validez: es la fase en la que se valora, aparte de una información adecuada y la obtención del propio consentimiento, la validez de este. La validez está relacionada con la intencionalidad de las acciones, que a su vez está condicionada por el estado emocional del individuo.

- Autenticidad: emana directamente del sistema de valores propios del individuo. Una decisión tomada por el individuo de forma voluntaria, competente e informada, pero que vaya en contra de la escala de valores que ha defendido a lo largo de su vida, puede no ser en realidad auténtica.

El consentimiento informado es también un derecho del paciente que crea en los profesionales de los equipos de salud obligaciones previas. La primera obligación es asegurar la capacidad de decisión del paciente; la segunda, asegurar la decisión voluntaria y libre del paciente; la tercera, informar ampliamente al paciente.

No obstante, en la obtención del consentimiento informado, pueden existir algunas "perversiones" que provoquen que no se respete la voluntad del paciente; las más frecuentes son las siguientes:

Persuasión: no se le da otra posibilidad de elección.

Coacción: se amenaza de manera implícita o explícita al paciente.

Manipulación: ocurre cuando el paciente recibe la información de manera distorsionada, sesgada o incompleta.

Pero el consentimiento informado, además de ser un

proceso de diálogo, de comunicación efectiva y permanente entre los profesionales de salud con los usuarios y pacientes, es considerado como un aspecto con gran trascendencia ética y bioética, y no podemos dejar de mencionar que tiene sustentos legales en diferentes países.

Así mismo, debemos mencionar que hay estados donde se manejan sustentos legales, como por ejemplo el que aparece en la Constitución de Venezuela del año de 1999, que en su artículo 46 establece: "Toda persona tiene derecho a que se le respete su integridad física, psíquica y moral"; en consecuencia, en el ordinal 3 continúa: "Ninguna persona será sometida sin su libre consentimiento a experimentos científicos o exámenes médicos de laboratorio, excepto cuando se encuentre en peligro su vida u otras circunstancias que determine la ley". También en Venezuela, el proyecto de Ley de Salud y de Sistema Público Nacional de Salud, en su título quinto de los derechos y deberes de las personas, plantea en su artículo 166: "Las personas tendrán los siguientes derechos: recibir y obtener información oportuna, veraz y en términos comúnmente comprensibles sobre todo su proceso de salud y enfermedad, las distintas modalidades de diagnóstico, terapéutica y los riesgos involucrados en las mismas con el propósito de hacer efectiva la autodeterminación de la autonomía de su voluntad, no ser sometidos a tratamiento médico quirúrgico sin su consentimiento previo o el de la persona llamada a darlo legalmente si estuviere impedido a hacerlo, se exceptúan los casos de atención de urgencias o de riesgos para la salud colectiva".

Entonces, es imprescindible implementar el consentimiento informado en todos los individuos que requieran atención. Podrá realizarse con metodologías diversas, según el caso lo requiera: ya sea reuniendo planillas preimpresas al expediente médico o historial clínico, o detallando a continuación de la evolución de dicho expediente. La forma de implementarlo está estrechamente relacionada con la metodología de atención que estemos utilizando o con el paradigma, como lo hemos llamado, sea presencial, virtual o mixto.

Es importante considerar que sigue siendo válido un documento electrónico que evidencie y demuestre que nosotros cumplimos con este precepto ético, bioético y legal del consentimiento informado para iniciar cualquier actividad. Entonces, cuando planteamos realizar atención médica por Telemedicina o sistemas híbridos, es importante pensar en usar modelos de consentimiento informado, al igual que las historias clínicas, electrónicas o digitales, que permitan crear ambientes amigables para el cumplimiento de los deberes y derecho de los involucrados, tanto de los profesionales de las ciencias de la salud como de los propios pacientes. La finalidad de este procedimiento es asegurarle al paciente que se ha agregado toda la información correspondiente de su situación y de los riesgos que implica tanto el hecho de realizar los estudios y la terapéutica como el de no hacerlo. Por otra parte, resguardaremos al personal y al equipo de salud de las demandas generadas por la supuesta falta de información.

Resulta fundamental respetar la implementación del consentimiento informado junto con las medidas recomendadas por los expertos en materia del derecho médico. Es absolutamente necesario que el paciente, su representante legal o su acompañante firmen o evidencien su aceptación o consentimiento al pie del documento en consultas, asesorías, consultorías, mentorías, prácticas riesgosas o mutilantes, intervenciones quirúrgicas o terapéuticas, estudios invasivos, con clara y precisa explicación, simple y a todas luces entendible. Debe contemplar por qué se indica el proceder, las alternativas médicas posibles, cuáles son las recomendaciones de los distintos profesionales actuantes, todo fundado en los preceptos éticos, bioéticos y legales. De este modo, se le permite al paciente informarse completamente para tomar con absoluta libertad la decisión final de asumir el riesgo, sopesando ventajas y desventajas mediante decisiones personalísimas y de íntima convicción, ya informado de la mortalidad presente en determinadas prácticas, especialmente en los casos quirúrgicos.

Si bien esta firma no libera al médico o profesional de la salud de eventuales responsabilidades, de mediar en la mala praxis de prestación de servicios, se acotan grandemente sus riesgos al cumplir con un deber bioético y legal impuesto en nuestros días. Es relevante mencionar cuáles son los elementos que constituyen el esquema del consentimiento informado:

I.- Nombre y Apellidos del paciente;

II.- Nombre y apellidos del representante legal si fuera necesario;

III.- Nombre y apellidos del profesional de las ciencias de la salud;

IV.- Explicar los mecanismos de cómo se podrá llevar la relación paciente-representante legal y profesional de la salud, ya sea en encuentros físicos o presenciales, a través de la Telemedicina por vía virtual, o mediante sistemas híbridos, que son una combinación de los dos anteriores;

V.- Explicar la naturaleza de la condición y la evolución natural de la situación clínica del paciente;

VI.- Procedimientos: en qué consisten y cómo se llevarán a cabo, cuáles son los beneficios que se pueden esperar, cuáles son los riesgos de la intervención (complicaciones, índice de mortalidad, secuelas sobre la salud);

VII.- Cuáles son las alternativas al tratamiento —si existieran— comparadas con los métodos propuestos;

VIII.- Autorización y consentimiento para el tratamiento de los datos de la información, de la obtención de fotografías, videos y registros —esto es muy importante al momento de tocar el tema de los entornos virtuales y de la Telemedicina;

IX.- Los costos generados por las actividades que vamos a realizar, la satisfacción del paciente con la información recibida y el desahogo de todas sus dudas, es decir, responder todas sus interrogantes;

X.- Fecha y firma de aceptación del paciente o del representante legal, del testigo —si lo hubiere—y del profesional de la ciencia de la salud. Aquí tendríamos varios mecanismos, ya sean físicos o virtuales, relacionados con el tema de la aceptación. Las plataformas tecnológicas de hoy en día, como lo son las aplicaciones o software, permiten registrar una evidencia de esa aceptación y de ese consentimiento libre e informado por parte del paciente.

Al mismo tiempo, todo buen consentimiento informado cuenta con una parte que es fundamental, que es un enunciado filosófico que establece que, una vez dada la información y respondidas las preguntas, el paciente, en pleno uso de sus facultades y derechos, consciente, libre e informadamente, nos refiere que sí asume la relación que le estamos planteando. Pero también un buen consentimiento debe tener otra parte inmediatamente posterior al principal enunciado antes descrito, una parte que establezca la posibilidad de revocar el consentimiento en cualquier momento; de esta manera, se le otorga validez al consentimiento.

Es importante que, en todo momento, con todos y cada uno de nuestros pacientes, establezcamos la posibilidad real de cumplir con este consentimiento informado que da sentido cabal a los preceptos universales éticos, bioéticos y legales. Ahora bien, apreciado compañero y lector de este libro, se te hace la más cordial invitación a que te capacites, entrenes y puedas llegar a implementar inmediatamente, en todas las actividades que realices, el consentimiento libre e informado de todos tus pacientes y usuarios. En nombre de todos los pacientes, te doy las gracias porque estoy convencido de que vas a hacer el esfuerzo por cumplir con esta importante necesidad que nosotros, como profesionales de salud, debemos desarrollar.

2.4 Tecnologías y Aspectos Éticos y Legales

Ya hemos comprobado que las TICs pueden estar al servicio de la salud y cumpliendo con los aspectos éticos, legales y procedimentales de las ciencias de la salud. Es por tal motivo que debemos considerar que todos los actores que participamos en la implementación y desarrollo de sistemas híbridos de atención siempre necesitamos respetar esa relación armónica entre la tecnología, su uso y los aspectos éticos, técnicos y legales.

Uno de esos aspectos más relevantes a mencionar en esta relación tiene que ver con lo que se conoce como Firma Digital. Tenemos que pasar a definir la firma digital como un valor numérico que se adhiere a un mensaje de datos de información y que, utilizando procedimientos matemáticos conocidos, vincula la clave del iniciador con el texto del mensaje. Esto permite determinar que este valor sea obtenido exclusivamente con la clave del iniciador y que el mensaje inicial no ha sido modificado después de efectuada la transformación.

La Firma Electrónica, en cambio, consiste en códigos y contraseñas, datos biométricos o claves criptográficas privadas que permiten identificar a una persona en relación con un mensaje de datos o información, siempre y cuando el mensaje sea confiable y apropiado a los fines para los cuales se utiliza la firma.

Los conceptos de firma digital y electrónica son muy importantes cuando hablamos de Telemedicina y sistemas híbridos.

Debemos utilizarlas permanentemente en forma correcta para evidenciar que somos nosotros, como profesionales o técnicos, o que son los usuarios los que están utilizando las rúbricas respectivas para darle prestigio, responsabilidad y adecuación, desde el punto de vista ético y legal, a un documento determinado.

En definitiva, la firma digital es la recomendada en estos casos. Hay muchos países que han montado sistemas que les permiten a los profesionales de las ciencias de la salud, y a profesionales y técnicos de otras áreas, tener un registro de esa firma para poder utilizarlo en los medios digitales. Otra cosa digna de mencionar tiene que ver con el tema de la seguridad (que se va a profundizar en otro apartado de este libro).

Al mismo tiempo, otro concepto interesante que tenemos que conocer es el de Internet de las Cosas, que es la red en la que objetos equipados con sensores y software permiten la transmisión de datos que se recolectan en su uso. Es decir, es la interconexión digital de objetos cotidianos con el Internet.

Aquí hacemos énfasis sobre lo que ya estamos disfrutando en materia de servicios de salud, tanto los usuarios y pacientes como también los profesionales de salud, pues ya conocemos equipos móviles que pueden, a través de esta interconexión digital, lograr monitoreo de pacientes, evidencias de signos vitales y evidencias de parámetros de lo que está pasando con el paciente.

Observamos que hay una cantidad importante de estos equipos que, estando el paciente en su casa o en un territorio determinado y nosotros en nuestra oficina, consultorio o casa, nos permiten tener evidencia de lo que está pasando en tiempo real.

Otro tema es el mensaje de datos, que es la información enviada, recibida, almacenada o comunicada por medios electrónicos, ópticos o similares, como puede ser el intercambio electrónico de datos por vía Internet, el correo electrónico. Esto ya forma parte de las TICs, a las que nosotros estamos utilizando armónica y sosteniblemente para poder llevar adelante todo lo que hemos estado hablando en materia de Telemedicina.

De igual importancia, tendríamos que mencionar el tema de la infraestructura tecnológica para hacer Telemedicina, pues, como anteriormente se comentaba, es fundamental la participación de actores como lo son los pacientes, profesionales y técnicos de las ciencias de la salud, pero también los proveedores de los servicios e infraestructura tecnológica, que nos permiten hacer realidad la Telemedicina. Es por medio de estos aspectos tecnológicos que se pueda hablar de la garantía de confidencialidad, seguridad y sigilo de la información, aspectos que son sumamente relevantes en la Telemedicina. La seguridad de la información es la columna vertebral en estos sistemas de Telemedicina o sistemas híbridos de atención.

Se debe garantizar en todo tiempo la confidencialidad y la seguridad de la información como argumentos fundamentales de la calidad del servicio, tema que ya ampliaremos en su respectivo capítulo. Todos los prestadores deben de ser responsables del cumplimiento de lo planteado, usando métodos de comunicación sincrónicos y asincrónicos, lo cual incluye la prestación de servicios a usuarios ubicados dentro o fuera de las instalaciones del prestador de servicios.

El profesional, en autonomía, es quien determina si el usuario requiere atención presencial, virtual o a través de un sistema híbrido. Además, se necesita el registro de una historia clínica que cumpla adecuadamente con el tema del consentimiento informado.

2.5 ¿Es aplicable?

Cuando nos hacemos esta pregunta sobre la aplicabilidad, es decir, si existe la posibilidad real de utilizar armónicamente las tecnologías de información y comunicación al servicio de la salud y el bienestar de las personas, pero que, además, se cumpla con los preceptos éticos, bioéticos y legales universales, la respuesta es simple y contundente: sí. Pero, como ya vimos, tenemos que prepararnos para contribuir a hacer realidad esta metodología.

A continuación, nombraremos algunos aspectos que son relevantes para que podamos hablar de aplicabilidad:

-. Todo lo que hagamos debe ser consentido por el usuario o por su representante legal o acompañante; todo debe ser consentido e informado en forma libre.

-. Se tiene que garantizar siempre la identificación del personal de salud y del usuario al inicio de toda relación, esto lo explicábamos tanto en la historia clínica como en el consentimiento informado.

-. Nosotros debemos garantizar siempre la identificación plena de quién es el usuario, quién es su representante legal, quién es su acompañante, quién es su familiar. Pero, sobre todo, quiénes son los profesionales de la ciencia de la salud que van a estar en relación con ese usuario, con esta persona. Y no es solamente decir que mi nombre es tal, sino el nombre, el apellido, profesión, especialidad, competencias. En el caso de la virtualidad o la Telemedicina, es importante saber en qué parte del mundo está ubicado, cuáles son sus competencias técnicas en esta materia, cuál es su nivel de capacitación y entrenamiento en Telemedicina, desde cuándo lo está haciendo, cómo se va a llevar a cabo esa relación. Esto es importante cuando hablamos de identificación.

-. Garantizar el tratamiento confidencial de la información y de los datos por parte del personal de salud. Ya hemos dicho la relevancia que esto tiene. Esto es la columna vertebral de una excelente relación entre los profesionales y técnicos de la ciencia de la salud y los usuarios. También es importante destacar la responsabilidad que tienen los proveedores de servicios tecnológicos de las plataformas o las aplicaciones que nosotros usemos para hacer Telemedicina o sistemas híbridos.

-. Las actividades en materia de Telemedicina y en sistemas híbridos deben ser registradas por el personal de salud en la respectiva historia clínica, en el consentimiento informado, en las evoluciones, en todos los registros que tenga. Nos referimos no solo a los registros de la información clínica, sino también de la información paraclínica: estudios de laboratorio, estudios básicos o especializados, estudios microbiológicos, bacteriológicos, pero también imágenes.

De igual importancia es saber que la Telemedicina ha permitido que utilicemos sistemas de información, sistemas de concentración de información, como los PAQ y los RIP, que se usan en radiología o imagenología, y que nos van a permitir incorporar esa información e imágenes al historial clínico del paciente. Esto se viene realizando desde hace muchos años: la incorporación de todos estos estudios paraclínicos forma parte de la historia del paciente.

De la misma forma, ya te habíamos mencionado que, cuando hablamos de tecnología, también vemos cómo la inteligencia artificial está siendo protagonista en todos estos sistemas de Telemedicina. Consiste no solo en tener la información del paciente, sino en comparar esa información con millones de informaciones que hay en el mundo, de pacientes parecidos, de estudios y de antecedentes parecidos. Esto nos va a permitir, como profesionales de la ciencia de la salud, acceder a una enorme cantidad de información que nos ayudará a realizar mejores diagnósticos, mejores alternativas terapéuticas. Esto es parte de la contribución de la inteligencia artificial en todos estos temas.

CAPÍTULO 3

ASPECTOS TECNOLÓGICOS

3.1 ¿Qué plataforma elegir?

La plataforma es para la consulta en línea como el estetoscopio para una consulta presencial. ¿Qué quiero decir con esto? Muy sencillo: la plataforma para Telemedicina es la base con la cual realizamos la consulta en línea; sin embargo, no es Telemedicina como tal. Ella nos permite realizar la historia clínica del paciente y recabar la información requerida. Además, nos permite emitir la papelería sanitaria correspondiente en la atención de salud, tanto bajo esta modalidad como en la modalidad presencial. Adicionalmente, puede ayudarnos a organizar agendas o darnos estadísticas y datos de interés administrativo, siendo estos aditivos interesantes en cada una de ellas.

Como lo hemos visto en los capítulos anteriores, la Telemedicina es un servicio de salud con muchas características y detalles inherentes de esta asistencia, una utilidad exclusiva y proporcional al nivel y al tipo de atención que se presta vía digital. ¡No es solo la plataforma! La plataforma solamente es la base con la cual vamos a desarrollar la actividad. Es la estructura telemática que nos da apoyo ético y legal para garantizar la preservación de los datos del paciente. Utilizamos dicha estructura para poder desarrollar nuestra actividad de asistencia de salud.

La elección de la plataforma está determinada por la necesidad de cumplir unos requerimientos básicos indispensables y por el modelo de negocio que estemos evaluando desempeñar en nuestra profesión.

Una plataforma ideal debe garantizarnos que es adecuada, ética y legal para el uso de Telemedicina. Por lo tanto, es fundamental que cumpla los siguientes requisitos básicos:

1. Accesibilidad: El sistema de Telemedicina debe ser de muy fácil acceso tanto para el profesional como para el usuario, debe ser simple y práctico de usar en todos sus pasos. En una plataforma accesible, simple y práctica, necesitas tener todo muy visible, amigable, sencillo, intuitivo, al punto de que, como profesional, con unos pocos clicks ya tengas acceso a la información. A la vez, el usuario debe tener acceso a la videoconsulta con muy pocos pasos, incluso de manera directa, sin necesidad de descargar programas o aplicaciones adicionales que dificulten su uso. Un sistema complejo, de muchos segmentos y caminos, no solo restará tiempo a tu consulta, sino que le dificultará al paciente su acceso, lo cual es la forma más segura de espantarlo.

2. Poco uso de ancho de banda: El sistema de historias de Telemedicina debe poder usarse con poco consumo de recursos de internet a fin de que se adapte al ancho de banda que tengamos, incluso cuando no sea el óptimo. No siempre ni profesionales ni pacientes tienen posibilidad de contar con internet por fibra óptica o con gran número de capacidad de megas. Por lo tanto, el sistema que usemos en Telemedicina debe adaptarse a esas necesidades.

3. Emisión de récipes e informes legales: La papelería a emitir después de la consulta en línea debería ir siempre bajo sistemas de encriptación y seguridad. La plataforma debe favorecer la posibilidad de que se envíen récipes e informes con todos los detalles legales de cada situación, sobre todo de cada país donde se encuentra el profesional. Es muy importante que se tengan en cuenta los respectivos aspectos de seguridad: formatos no editables, encriptados, firmas digitales, entre otros.

4. La videoconsulta incluida dentro de la propia plataforma de Telemedicina: Este aspecto garantiza mayor seguridad y mayor integración del sistema. Por consiguiente, evita fugas de datos y de información que pueden poner en riesgo la seguridad de la videoconsulta. Una fuga de información es un tema sumamente delicado, y más aún tomando en cuenta el tipo de información que se maneja en las historias clínicas.

5. Acceso al consentimiento informado: Esta es otra de las fortalezas que debe tener ese sistema de Telemedicina ideal que vas a elegir. El consentimiento informado suele ser un aspecto importante desde el punto de vista legal y ético en el servicio de las consultas en línea. Por lo tanto, es importante que las plataformas puedan facilitar que el paciente acepte el consentimiento informado y lo reciba adecuadamente, tanto el requerido para el uso del propio sistema como incluso el del profesional de salud.

6. Ajustable y escalable: La plataforma de Telemedicina ideal debe ser ajustable a las necesidades de cada profesional de salud. Es decir, debe funcionar de acuerdo a sus especialidades y a los tipos de servicios de salud que presta, bien sea para uso exclusivo de consultas en línea, solo presenciales o, mejor aún, para ambos casos a través de un sistema híbrido de salud. Así mismo, debe ser escalable en el tiempo, ya que muchos profesionales de salud pueden empezar bajo un sistema de modelo de negocio, pero luego pueden escalar hacia otros modelos más complejos. En consecuencia, la plataforma debe adaptarse tanto a las necesidades presentes como a las que puedan surgir en el futuro, a mediano y largo plazo.

Además de las características propias del sistema de Telemedicina como tal, existen diversos sistemas de Telemedicina que se adaptan a las necesidades del modelo de negocio que deseamos implementar. Podemos agruparlos de la siguiente manera:

1. **Plataformas empleadoras:** Son las que proporcionan al profesional de salud un empleo. Es decir, previa selección y aceptación, el profesional trabaja como empleado de la plataforma y es el sistema de citas de la empresa el que se encarga de buscar los usuarios o pacientes que requieren el servicio de salud. La plataforma facilita la conexión con el profesional que lo atenderá y se encarga de los cobros al paciente. Luego, con una parte del monto cobrado al usuario, la empresa le paga al profesional de salud sus honorarios. En este caso, se promociona a la empresa/servicio de salud y no al profesional como tal, ya que es parte de un *staff* de opciones donde el paciente, por lo general, elige según oferta de servicio.

2. Plataformas para autoempleados: Hay plataformas de Telemedicina en las cuales te puedes desarrollar como profesional independiente. Es decir, vas a ser dueño de tu propio negocio digital, vas a ser dueño de tu consultorio en línea, con todo lo que eso implica. En este caso, tú tienes que ser el encargado de hacer las estrategias para buscar tus propios usuarios o pacientes, y encargarte de mantenerlos y fidelizarlos. Aquí es tu nombre y tu imagen la que sale al mercado de opciones de servicios de salud. Además, eres el encargado de las acciones de cobro y construcción de ofertas de servicio.

3. Plataformas para dueños de negocio: También hay plataformas de Telemedicina que sirven para hacerte dueño de negocio. En este caso, tú llevarás una plataforma en la cual otros profesionales de salud trabajarán en equipos. Tú serás quien gerencie y organice ese equipo de trabajo, sin necesidad de que estés presente para obtener ganancias directas. Funciona como un ingreso pasivo. Debes gestionar todos los detalles de cobros, pagos de honorarios, funcionabilidad, *marketing* y manejo de imagen de tu empresa.

Por eso es tan importante que, a la hora de elegir la plataforma de Telemedicina, tengamos claro cuál es el objetivo que estamos persiguiendo.

Como profesionales de salud, al momento de elegir una plataforma para consulta en línea vía Telemedicina, debemos tener claro qué objetivos nos planteamos para nosotros, nuestros pacientes y la proyección profesional que visualizamos a corto, mediano y largo plazo... ¡Es algo mucho más allá de un diseño bonito! Incluye ética, legalidad, responsabilidad y sustentabilidad.

3.2 Telemedicina según los requerimientos

Es ideal que la Telemedicina y la plataforma que se escojan puedan estar trabajando bajo un sistema diverso de acuerdo al tipo de asistencia que el profesional de salud vaya a suministrar.

Es importante también considerar, según los requerimientos de profesionales y pacientes, los siguientes aspectos:

- Plataformas que se adapten a un sistema único de Telemedicina. Es decir, sistemas exclusivos donde solamente se realice Telemedicina.

- **Plataformas que se adapten a un sistema híbrido.** Es decir, que se ajusten a un sistema en el cual los profesionales de salud trabajan con consultas en línea y presenciales. En sistemas híbridos, las consultas en línea deberían estar incluidas junto con las presenciales y ser de uso simple por los profesionales de salud y los usuarios. Así mismo, la Telemedicina y la plataforma que se usen deben tener sistemas adaptables a las condiciones de los pacientes: conexiones e incluso comodidades visuales y de acceso en diferentes dispositivos. Esto nos va a permitir que los pacientes puedan aceptarla de manera más cómoda. Además, nos permitirá aumentar la efectividad de las consultas en línea.

- Plataformas que se adapten a un sistema de citas versus emergencias y necesidades que puedan tener los pacientes. Es útil que la plataforma te permita no solo establecer sistemas de citas de consulta, sino también actuar en caso de una emergencia. Resulta fundamental poder enviar información y data al paciente aun en casos de urgencias. Por lo tanto, es ideal que la plataforma pueda generar algún tipo de récipe, informe o simplemente buscar alguna información para darle una respuesta efectiva y especifica al paciente que lo requiera en el momento oportuno.

Vale la pena destacar que hay numerosas *apps* que conectan al paciente/usuario con el profesional de salud. Estas *apps* son útiles e interesantes, aunque no determinantes para las consultas en línea, ya que no son plataformas de Telemedicina. Es decir, no cuentan con el sistema de historias clínicas, registros y emisión de papelería sanitaria, lo cual es indispensable para el ejercicio ético, legal y efectivo de la Telemedicina.

3.3 Cuidado de la información

En las consultas en línea se maneja información de alto valor. Se trabaja con información considerada sensible, dentro de las cuales destacan: sexo del usuario, salud, religión, contactos e incluso preferencias políticas. Estos aspectos están considerados como información altamente sensible y, en general, el sistema de Telemedicina que elijas debe considerar de importancia vital preservar la seguridad de este tipo de datos. Por lo tanto, es importante que verifiquemos la seguridad de los datos y el tipo de cuidados que las diferentes plataformas en Telemedicina ofrecen al respeto.

3.4 Mitos tecnológicos de la Telemedicina

1. La Telemedicina es difícil

Este mito está basado en los inicios de la tecnología, ya que en ese momento era compleja y poco amigable. Además, los sistemas no estaban del todo integrados, lo cual hacía de su uso todo un desafío. Actualmente, contamos con sistemas integrados muy intuitivos y fáciles de usar, los cuales han derribado este mito. De hecho, en todas las áreas tenemos profesionales de salud que, sin tener conocimientos informáticos, utilizan la tecnología de forma efectiva.

2. El paciente o usuario no va a entender

Este mito se derriba en el momento en que el profesional de salud lo entiende y puede explicarlo muy sencillo a sus usuarios o pacientes. Ellos, generalmente, siguen con interés los consejos de sus tratantes o de aquellos profesionales que transmiten seguridad y experticia. Al inicio, pueden verlo como un aspecto novedoso, pero cuando perciben que su profesional de salud lo maneja de manera fluida y puede explicarles de forma sencilla y práctica los pasos a seguir, no solamente lo van a lograr, sino que se van a sentir satisfechos y con alta posibilidad de resultados efectivos con el uso de las consultas en línea.

3. No puedo enviar material o información de manera segura

Esto ya no es un problema. Actualmente, los sistemas y plataformas de Telemedicina cuentan con todas las herramientas necesarias para enviar materiales, récipes e información de forma encriptada y bajo formatos que no solamente son seguros, sino que son de fácil envío por diversas vías.

4. No soy *millennial*

Actualmente, la tecnología se ha adaptado a todos, desde niños hasta adultos mayores. Tan solo con un poco de empeño y siguiendo con calma las instrucciones y los paso a paso, lo podemos conseguir. No ser *millennial* ni experto en programación o en tecnología no es hoy un factor limitante para desarrollar una consulta en línea. Solo depende del deseo ardiente de querer implementar nuevas habilidades a tu arsenal de acción.

5. Son muchos programas y equipos especiales

Hoy, muchos programas están integrados y, gracias a los avances tecnológicos, la mayoría son de fácil acceso en computadoras simples, como las que tenemos para uso cotidiano, e incluso en teléfonos celulares. Los teléfonos inteligentes han avanzado muchísimo en muy poco tiempo: cuentan ahora con tantas acciones y diversidades en sus aplicaciones que podemos incluso usar estos aparatos para realizar consultas en línea de forma exitosa.

3.5 Ciber seguridad

Los aspectos de seguridad en cuanto a la data y la información de los pacientes/usuarios de las consultas en línea son indispensables tanto para los profesionales como para los usuarios. Por eso, cuando elegimos una plataforma de Telemedicina, tenemos que considerar cuáles son las capas de seguridad que presenta y así estar seguros de que nos brindará toda la protección de la data que requerimos. Generalmente, las plataformas de seguridad cuentan con tres capas de blindaje de información. En cada una de ellas, se van ubicando los diversos niveles de seguridad, que ofrecen las siguientes características: establecer una conexión segura; evitar las capturas de los datos para garantizar que el viaje de la información entre el computador y el servidor sea totalmente seguro; que las claves y token que se usen sean válidos; garantizar que la información que está en el sistema sea preservada adecuadamente.

Así, cuando un paciente o usuario ha confiado en nosotros y tenemos sus datos en un sistema de Telemedicina, somos los encargados de vigilar que esos datos se preserven de manera adecuada. Los datos que ahí se encuentran pertenecen al paciente, no a la compañía de Telemedicina ni al profesional.

Al momento de elegir la plataforma de Telemedicina que usaremos, debemos evaluar todos los aspectos tecnológicos relacionados a las consultas en línea y a las plataformas de Telemedicina que hemos señalado. Además, no olvidemos chequear la trayectoria de la empresa, qué hace con los datos, entre otras características.

En vista de la importancia de la data recabada y del dueño real de esa información, es necesario destacar que no está permitido borrar la información de manera definitiva, sino luego de cierto tiempo, según cada legislación. Muchos sistemas de seguridad hacen un "borrado suave" para que el profesional no lo vea dentro de las listas de información. Sin embargo, la data queda siempre dentro del sistema, encriptada y protegida para cualquier procedimiento de traslado de información o borrado definitivo si el usuario o paciente así lo solicita.

Así mismo, para compartir esos datos con colegas, se necesita la autorización del paciente o usuario. Recuerda que el profesional tratante es el garante de esa información, ya que les pertenece a sus usuarios.

La elección de la plataforma de Telemedicina adecuada para el ejercicio independiente depende de manera directa y exclusiva del profesional de salud, ya que la responsabilidad ética y legal es individual.

CAPÍTULO 4

EL MÉTODO PCP PARA TELECONSULTAS ÉTICAS Y EXITOSAS

E s importante aclarar cómo medimos el éxito de la teleconsulta. En general, puede hacerse bajo dos ópticas: desde el punto de vista del profesional y desde el punto de vista del paciente/usuario.

Con respecto al profesional, la consulta es exitosa según el número de pacientes de primera y sucesivos que ese profesional esté manejando promedio al mes. Para un profesional ya establecido en su especialidad y área, se considera adecuado el 20 % para consultas de primera y el 80 % para consultas sucesivas. Si las consultas sucesivas bajan a porcentajes menores al 50 %, es importante evaluar cada uno de estos procesos.

Así mismo, las consultas consideradas exitosas para los pacientes/usuarios van a estar reflejadas en el porcentaje de pacientes que recomiendan tus servicios. Es decir, cuando esos pacientes han quedado satisfechos, te has quedado sembrado en su mente y su corazón, y están recomendando tus servicios profesionales a otros pacientes. También es importante saber el número de pacientes que se vuelven embajadores de tu marca; es decir, aquellos que van más allá y logran dar un testimonio. Siempre sugiero que los pacientes que dan un testimonio se transformen en pacientes VIP, ya que su acción está conectada con tu servicio, y hay que mantener y enriquecer esta relación. Los porcentajes de pacientes satisfechos y recomendados son los que nos van a decir si estamos teniendo éxito en las consultas desde el punto de vista del usuario.

4.1 ¿Cómo nace el método?

Método es el modo ordenado y sistemático de proceder para llegar a un resultado o fin determinado. Este sistema nace de la necesidad de ayudar a las personas a llegar a los pacientes y hacerlo de una forma centrada en sus necesidades, adaptándonos a la condición y al estatus tanto del paciente como del profesional, de manera flexible e innovadora. Cuando yo empecé a trabajar como médico, no sabía esto; pensaba que quizás me lo enseñarían en los postgrados. Así, hice dos postgrados maravillosos, que me dieron montones de enseñanzas y habilidades, pero justamente esta tampoco la conocí allí.

Tuve la bendición de estar con grandes maestros de la medicina; admiraba su elocuencia y el amor con el cual ejercían y, a su vez, cómo los retribuían sus pacientes con más amor. Pude ver cómo se posicionaban en la excelencia bien ganada. Yo siempre me decía: "Quiero llegar a vivir eso mismo en mi ejercicio profesional". Pero ¿cómo? Así que observé, apunté, apliqué, ajusté, volví a aplicar y seguí evaluando y apuntando (herramientas básicas del *coaching* que me enseño el maestro Luis Arocha en sus enseñanzas). Poco a poco, veía los resultados y sentía que al fin había logrado conocer la esencia.

Logrado esto, necesitaba que la metodología fuera reproducible tanto para el profesional como para la experiencia de éxito y satisfacción obtenida por los pacientes. Además, debía ser un método que facilitara la aplicación de la experiencia y que pudiera acortar la curva de aprendizaje de profesionales de pocos años de servicio, pero con muchas ganas de servir.

Esta metodología se desarrolla bajo una visión paciente-céntrica que prioriza la satisfacción de los pacientes, su capacidad de recomendación hacia otros y a volverse, incluso, embajadores de la marca y del servicio. Ese tipo de pacientes, que aman a su médico, que piensan en él, que lo siembran en su mente y corazón, y en el corazón de su familia, es el objetivo que debemos lograr cuando usamos esta metodología. Es hacer un paso a paso que logre no solamente que el paciente se sirva de un servicio desde el punto de vista de salud, sino que, a través de la aplicación de esta metodología, también se establezca una relación humana, una relación médico-paciente cercana y satisfactoria para ambas partes.

4.2 Un paso a paso fácil y efectivo

La ventaja de tener una metodología es evitar saltarnos los pasos, obviar detalles que van a hacer que la calidad de nuestro servicio disminuya a través del tiempo. Para nadie es un secreto que, en la medida que va pasando el tiempo, la confianza excesiva puede ser un enemigo silencioso que hace que la excelencia y el cuido de detalles pueda pasar a un segundo plano. También es importante resaltar que este método ha sido testeado en caliente: no solamente fue realizado, sino evaluado con pacientes de la vida diaria de diferentes edades y de diversos países de Latinoamérica. En los resultados, se reporta un 95 % de resolución total de los problemas que afligían a los pacientes que fueron tratados con esta metodología; un 100 % de satisfacción de los pacientes, los cuales estarían dispuestos a usar el servicio nuevamente; además, el 98,2 % incluso lo recomendaría.

Esta metodología nace de la fusión de diferentes áreas del saber, dentro de las cuales destacan el *marketing*, la semiología, la semiótica, la ética, la deontología, el mercadeo y el *coaching*. Es por eso que es totalmente única y abarca diferentes aspectos que la hacen aplicable en prácticamente cualquier situación.

Como decían mis maestros: "El que solo de medicina sabe, ni de medicina sabe".

Este paso a paso es paciente-céntrico; es decir, su eje central es el paciente, sus necesidades, situaciones y desafíos, y cómo podemos ayudarle más y mejor. Está agrupado en 3 grandes bloques: el bloque de la Preconsulta, que es lo que se habla antes de que el paciente llegue a consulta como tal; la Consulta, en cuyo proceso surge toda la magia, cuando estamos en la cámara frente a frente con el paciente; y la Postconsulta, que es lo que se desarrolla posterior a cerrar la cámara y lo que va a consolidar y a mantener la relación médico/paciente, profesional de salud/usuario. De ahí aparece el acrónimo PCP. Cada fase tiene 7 pasos; es decir que en total son 21 pasos en los cuales se optimizan los resultados para que podamos trabajar de manera eficiente, ética, legal, segura y exitosa.

4.3 LA PRECONSULTA

La preconsulta es un aspecto que usualmente los profesionales de salud no enfocábamos. Es la fase que hace posible que tu agenda se llene, que los pacientes agenden citas contigo por primera vez. Fuimos educados en un sistema que nos preparaba exclusivamente para la atención hospitalaria pública, en la cual la preconsulta no la cubren los profesionales de salud sino las directivas de la institución, pero para trabajar en el ejercicio independiente es indispensable. Esta es la etapa en la que el paciente hace consciente su problema y te elige a ti como la posibilidad de solución. Por lo tanto, es aquí donde está el desafío de entender cómo hacerte visible y elegible, como profesional de salud, ante todo el resto de opciones que ese paciente/usuario tiene para resolver su situación de salud. Esta fase comprende los pasos 1 al 7 del método:

Paso 1: Definir y atraer a tu paciente ideal

Es importante que te sientes contigo mismo y que, de manera sincera y sencilla, comiences a definir la mayor cantidad posible de detalles que configuran las características de tu paciente ideal, de tu usuario ideal. Ese paciente al cual tú, a través de una consulta en línea vía Telemedicina, podrías ayudarle a solucionar su problema, a orientarlo y a darle herramientas para resolver satisfactoriamente su situación de salud. Es importante considerar edad, sexo, ocupación, gustos, estilos y mucho más: no es igual hablarle a una mujer que a un hombre, no es igual hablarle a un niño que a un adolescente o a un adulto mayor. Definir y atraer a tu paciente ideal ubicándolo y haciendo el perfil de ese paciente de manera escrita y detallada va a orientar todo el resto de tus acciones. Este es uno de los pasos más importantes en los cuales debes trabajar. Entiendo que en el área de la profesión donde te desempeñas hay muchas patologías y situaciones de salud en las cuales puedes ayudar. Sin embargo, vamos a trabajar en ubicar al menos 4 a 6 perfiles como máximo y sobre esos vamos a desarrollar nuestra actividad.

Puedes saber cómo ayudar a muchos, en muchas condiciones mórbidas, pero enfocarte en un sub nicho específico te dará precisión, poder de atracción en tu mensaje y posicionamiento.

Paso 2: Muéstrale al paciente o usuario su dolor y su vía de solución

Muchos de nuestros pacientes no están conscientes de la magnitud de los diferentes síntomas, situaciones o aspectos de su vida cotidiana y del riesgo que representan para su salud. A veces con propuestas sencillas, visuales y atractivas podemos hacerle entender que, por ejemplo, esa molestia que el paciente puede considerar un simple malestar muscular se puede convertir en una compresión de los nervios periféricos y atrofiar incluso un miembro, con sus limitaciones funcionales correspondientes. Lo que se hace en esta fase es mostrarle su dolor, los riesgos que corre y sus implicaciones, así como las vías de solución, siempre de una manera ética, sobria, justa y equilibrada. Este paso será muy importante para que ese paciente pueda darse cuenta de la necesidad que tiene de atender ese síntoma o ese aspecto de su vida, y las posibles soluciones para su caso.

Paso 3: Identifica tu diferenciador

Es importante que evalues, de manera concienzuda y objetiva, qué ofrece tu servicio de salud que no estén ofreciendo los demás. Hay muchos profesionales como tú en el mercado actual. Hoy, gracias a la facilidad de acceso de información y a la posibilidad de estudios en distintas áreas, en diferentes niveles e incluso muchos de ellos sin limitaciones geográficas, los profesionales están cada vez más especializados. Por este motivo, el conocimiento solo, el número de títulos y posgrados, la experiencia en un área específica no son en sí mismos un diferenciador.

En la actualidad, hay especialistas, subespecialistas y superespecialistas en diferentes áreas, muchos más de los que te imaginas. Además, gracias a la Telemedicina, esos profesionales están disponibles a un click de distancia. Por lo tanto, conocimiento y calidad no representan por sí mismos un diferenciador, ya que muchos los tienen. Entonces, las que verdaderamente representan un diferenciador son aquellas habilidades o estrategias adicionales que puedes sumar a tus servicios de salud para que ese paciente decida que tú eres la persona que puede resolver su problema. Es decir, puedes ser médico, puedes ser cirujano, puedes ser cirujano oncólogo, pero... ¿por qué elegirte a ti? Porque tú, probablemente, además vas a poder darle, a través de alguna formación de *coaching* previa que hayas tenido, un trato más humano, un trato más cercano, un manejo de las emociones que significa el trabajo con una entidad oncológica, algo que otros no van a poder darle. Vas a poder brindarle servicios adicionales: orientaciones, sugerencias, materiales de apoyo, seguimiento, accesibilidad, ofertas de servicio en paquetes especiales; es decir, una serie de servicios que quizás otros no tengan y que pueden ser diferenciadores importantes. Así mismo, tu cercanía y tu calidez también pueden ser diferenciadores que el paciente requiera y que hagan de tu propuesta de salud su opción más adecuada.

¿Has pensado por qué te elegirían a ti y no a tu competencia? Si fueses un desconocido en temas de salud, ¿qué hace que te prefieran a ti?

Paso 4: Vuélvete accesible a tu futuro paciente

Los tiempos en los que el médico o el profesional de salud no eran localizables son cada vez más lejanos. Actualmente, las tecnologías de comunicación y de información nos tienen a todos más cerca y a un click. Es importante que tus futuros pacientes perciban que tú eres accesible, que pueden verte y hablar contigo sin miedo y en cualquier momento que lo requieran, sin mayores protocolos. Es por esto que debes tener a su alcance números de teléfono, mensajería instantánea, correos electrónicos o cualquier vía para que ellos puedan tener a disposición a su profesional de salud. Tristemente, reportes no muy antiguos aún plasmaban el hecho de que, por cada 10 veces que un paciente necesitaba conversar con su profesional de salud, 9 veces no era posible. Eso significa que se trataba de un servicio que no ofrecía un acceso fácil al profesional. Esta circunstancia es, por supuesto, un factor que no solamente aleja a los pacientes, sino que además afecta poderosamente los resultados.

En estos momentos, cuando la inmediatez es la clave, estar accesible, con respuestas oportunas, es muy importante. Actualmente, solo tenemos de 3 a 5 minutos para responder, antes de que tu paciente ya esté valorando otras opciones diferentes a la tuya.

En el mundo digital, el sol es el paciente, con sus situaciones, obstáculos y necesidades que lo alejan de la salud plena; los planetas son los profesionales de salud, aquellos que giran en torno a ese sol brindando opciones

para solucionar sus desafíos y dificultades de manera óptima para que, en el contexto de su realidad, recuperen su salud.

Paso 5: Indícale un mapa claro de acción al futuro paciente

Es importante que, cuando te muestres ante tus pacientes (y debes entender que esta muestra se realiza sobre todo a través de las redes sociales, que son los aparadores por excelencia en la actualidad), ofrezcas no solamente reglas claras, sino también una guía, un paso a paso sobre cómo van a poder acceder a tu consulta. Para ello, es fundamental flexibilizar los procedimientos según los requerimientos del paciente y ofrecerles una forma fácil y segura de acceder a ti y a tus servicios: fácil para él, segura para todos y clara a la hora de realizarlo. Muchos pacientes, luego de que han tomado la decisión de verse con un profesional de salud, de hacer alguna consulta, no logran concretarla porque no saben cómo hacerlo.

Paso 6: Ofrece diversas vías de pago

Actualmente, tenemos muchísimas opciones para hacer pagos en línea o pagos electrónicos desde cualquier lugar. Los pacientes deben tener diversas vías de pago fáciles y accesibles, ya sea a través de tarjetas de débito, crédito, transferencias electrónicas o incluso paquetes de prepago.

Mientras más diversas vías de pago ofrezcas a tu paciente, más fácil y accesible vas a estar como parte de su decisión.

Paso 7: Agenda una cita para ambos

Las citas y recordatorios son sumamente necesarios, ya que nos permiten tener un paciente comprometido con sus resultados y con su encuentro con el profesional de salud. Por lo general, luego de que el paciente ha sido trabajado con los 6 pasos previos, rara vez agenda una cita para no asistir. Cuando un paciente, luego de que ha hecho todos estos 6 pasos previos, agenda su cita y no asiste, es fundamental que te comuniques con él, porque puede haber tenido una contrariedad, alguna complicación, y va a ser muy importante para él que el profesional de salud se acerque a preguntar qué pasó y se ponga a su orden. Esto será un diferencial.

Grafico # 1 La Preconsulta

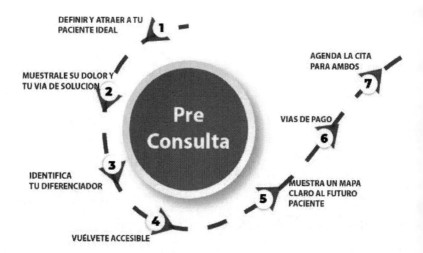

4.4 LA CONSULTA

a consulta es el momento cumbre, el encuentro con tu paciente, cuando se enciende la pantalla y ambos están en vivo conversando, escuchándose y tomando nota de todos los detalles a través de la tecnología de información y comunicación. Es el momento en el cual, a su vez, el paciente está ansioso, expectante y con ideas preconcebidas de este encuentro. Aquí es importante cumplir con la promesa hecha en la preconsulta. Es decir, a fin de que este encuentro sea de gran efectividad, debes cumplir todo ese paso a paso que hiciste en el primer bloque para cubrir e incluso superar las expectativas de los pacientes, por eso, es fundamental cumplir con los pasos 8 a 14 del método, cada uno con rigurosidad:

Paso 8: Recibe a tu paciente

Confirma la calidad de la conexión preguntando si te escucha y te ve bien. Preséntate y pregúntale su nombre completo y documento de identidad. Verifica que la persona que tienes al frente es tu paciente. Brinda un espacio terapéutico: el fondo donde estés, el ambiente que te rodea y tu vestuario tienen que ir acordes con este momento. Estás recibiendo a tu paciente, a tu usuario, en una consulta en la que, igual que si estuvieses de manera presencial, debes cubrir todos los detalles. Estampar una sonrisa y acercarse, incluso a través de las palabras, es fundamental. Puedes usar técnicas diversas de la corporalidad, como levantarte de la silla al momento que entra y luego sentarte. Invitarlo a compartir sus datos y explicarle lo que vamos a hacer en la consulta es muy importante.

Hazle sentir que es bienvenido, que estabas esperándolo. Es clave que establezcas la conexión incluso un par de minutos antes de la hora pautada para que puedas corregir cualquier detalle en la comunicación e incluso orientar al paciente en caso de que lo necesite.

Paso 9: Consentimiento informado

El consentimiento informado es parte fundamental de los aspectos éticos y legales de las consultas en línea vía Telemedicina. Si bien puedes tenerlo, la plataforma de Telemedicina es el momento donde debes explicarle a tu paciente de manera directa en qué consiste: que vas a tomar datos, que sus datos van a ser resguardados y que vas a abrir una historia clínica con todos los detalles necesarios para ayudarlo y orientarlo en su situación de salud. El consentimiento informado puede ser electrónico, dado por la plataforma, o puede ser oral. Sea cual sea el caso, el paciente debe manifestar su aceptación.

Paso 10: Establece el *rapport*

El *Rapport* es una palabra de origen francés (*rapporter*) que significa "traer de vuelta" o "crear una relación". Este concepto proviene de la psicología y es utilizado para referirse a la técnica de crear una conexión de empatía con otra persona para que se comunique con menos resistencia. Se basa en aspectos fundamentales como la confianza, armonía, respeto, seguridad, solidaridad.

Cuando deseamos establecer rapport, es importante tomar unos minutos para crear esa conexión invisible pero sólida con tu paciente. Recordemos que la relación médico-paciente es una relación humana. Puedes valerte de diferentes aspectos: visuales, auditivos, e incluso invitarlo, a través de la imaginación o de metáforas, a percepciones kinestésicas que hagan que ese encuentro sea realmente efectivo. Así mismo, toma en consideración conversar de forma amena aspectos de interés para el paciente y relacionados con el ambiente general. Por supuesto, trata de evitar preguntas insidiosas o temas poco amables que puedan empezar una relación profesional de forma poco agradable.

Es importante aprender a leer el lenguaje no verbal de tu paciente y modular tu propio lenguaje no verbal para que puedan sintonizarlo en función de la salud. Las posiciones perceptivas en cada uno de ellos son fundamentales. A través de tu mente, colócate un rato en la posición de tu paciente: es posible que te des cuenta de lo que quisieras recibir. Si lo logras, aplícalo en ese momento.

Paso 11: Realiza la historia clínica de forma detallada

En este paso debemos ser exhaustivos y realizar el motivo de consulta: la enfermedad actual, los antecedentes personales, familiares, hábitos psicobiológicos y todos aquellos detalles que puedan enriquecer y complementar los aspectos diagnósticos correspondientes. Igualmente, en la evaluación clínica, es importante que el paciente pueda darte su peso, su talla o incluso su presión arterial, si cuenta con el equipo correspondiente para medirlo. Es importante también que lo orientes sobre la exposición de los sitios de lesión o de síntomas específicos, particularmente en extremidades, cuello, brazos, manos, entre otros aspectos de la inspección general que pueden darte mucha orientación.

Generalmente, los pacientes que son entrenados de forma adecuada, bien sea de manera individual o ayudados por su familia o acompañantes, pueden complementar con estrategias simples y sencillas el examen físico que pudieras estar haciendo. Evidentemente, tenemos que ser claros en que hay aspectos del examen físico que no vas a poder, por ahora, estar realizando, como es la auscultación, la percusión y la palpación. Sin embargo, todos los demás aspectos relacionados con la inspección, incluso realizar algunas maniobras de movilidad en miembros, en articulaciones, así como la evaluación directa de algunas lesiones, van a poder ser de gran orientación.

Es fundamental tomarse el tiempo necesario para explicarles a los pacientes cómo te van a enviar los datos clínicos que requieras que registren (peso, talla, cintura abdominal, presión arterial, glicemias capilares, curvas térmicas, etc.). De igual manera, tomarse el tiempo para que ellos aprendan cómo tomar los signos básicos de forma correcta será un gran apoyo para ambos.

Paso 12: Informa el plan de acción al paciente

E incluso también a sus acompañantes. Hazlo en lenguaje claro, sencillo y entendible, con asertividad y mucha objetividad. Si es necesario, coméntales sobre la posibilidad de diagnósticos diferenciales, así como el tipo de análisis, estudios de imágenes y demás que necesitan realizarse y las razones de esos procedimientos.

La comunicación es importante es este caso para que el paciente se dé cuenta de lo que estás buscando en los paraclínicos y cuáles son los abanicos diagnósticos que manejas en su caso. Así verá la importancia estratégica de realizarlos.

Paso 13: Ofrece canales de servicio

Darle al paciente opciones de apoyo, de sitios de realización de paraclínicos, adquisición de medicamentos e incluso orientarlo sobre cómo tomarse la presión adecuadamente, cómo hacer seguimientos y controles si lo requiere, son aspectos valiosos que el paciente agradecerá. Así mismo, resulta fundamental que les ofrezcas una forma para que puedan ahorrar tiempo y movilidad e ir directamente hacia la resolución de las solicitudes que les estás haciendo para complementar u orientar el diagnóstico.

Paso 14: Da una garantía

Probablemente, este punto te suene algo rudo: ¡garantías! Pues, sí. En el área de salud no podemos dar garantías de resultados, esto es cierto; pero sí podemos ofrecer garantías de estar disponibles para sus dudas y apoyo durante un tiempo determinado, el cual, cada uno de los profesionales de salud, según su área y su rubro, pueden estar estableciendo. Es muy importante que el paciente sienta la seguridad de que, luego de cerrar la pantalla, va a poder seguir contando con tu apoyo y que no es un evento casual que termina al momento de acabar la consulta.

Es clave lograr que la fase de la consulta sea agradable, algo más que una simple consulta. Que se transforme en una experiencia de salud, algo memorable. Que aquel paciente que tomó la decisión, te eligió y llegó hasta el punto de la consulta esté satisfecho al terminar la sesión. Incluso que hayas podido alcanzar y, ¿por qué no?, superar sus expectativas a fin de que sienta que hizo la mejor elección.

La consulta es el momento de unión, ciencia y arte, ahora a través de la tecnología de información y comunicación. El desafío es poder engranarlo de manera humana, ética y científica para el logro del objetivo: ¡la salud plena!

Gráfico # 2: La consulta

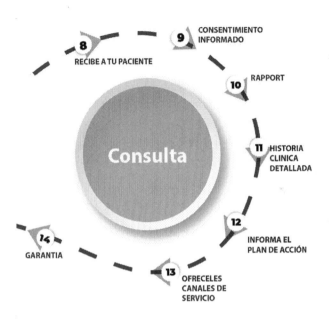

4.5 La Postconsulta

Luego de cerrar la pantalla, debemos mantener la comunicación y fortalecer esa relación médico-paciente o profesional de salud-usuario que iniciamos. Además, debemos establecer canales de comunicación efectivos para que el efecto terapéutico del encuentro humano, aun a través de la pantalla, sea realmente efectivo. No podemos olvidar que la relación con el paciente ya de por sí es parte del tratamiento.

En esta fase se incluyen los pasos 15 al 21 del método:

Paso 15: Envío de material médico

Ese material incluye lo siguiente: récipes, indicaciones, informes, constancias y reposos. Debe estar redactado de manera comprensible, con todos los detalles requeridos para que se realice de manera adecuada, estricta y completa. Además, debe enviarse en formatos no modificables, de forma segura y, preferiblemente, con firma digital. Es vital que el material cumpla todos los requerimientos propios de récipes, indicaciones e informes que estén establecidos en el país donde te ubicas.

Esto le dará al paciente no solo una herramienta para hacer sus trámites correspondientes, tanto de adquisición de medicamentos como de manejo de seguros y reembolso de sus servicios de salud, sino que además va a mostrar un material absolutamente coherente con una imagen profesional y de excelencia.

Paso 16: Materiales informativos para tus pacientes según la patología

Cada uno de los profesionales de salud conoce cuáles son las condiciones clínicas más frecuentes que atiende en su consulta. Por eso, es importante que pueda darse el tiempo de seleccionar y preparar para esos pacientes un material informativo que sea accesible, sencillo y práctico. Puede tratarse de material escrito, audiovisual (el que más impacto tiene) o en las formas en las cuales tu paciente probablemente lo consuma de mejor manera.

Actualmente, gracias a la tecnología, tenemos muchas formas de enviar esa información y enriquecer nuestra consulta. Es decir que de por sí ya estamos esforzándonos para que no sea simplemente una consulta, sino una experiencia memorable de salud.

Paso 17: Responder dudas a los pacientes, familiares o cuidadores

Dar un espacio para esto es importante, ya que hay pacientes que necesitan apoyo de terceros o incluso complementar la información que recibieron en la consulta. Responder las dudas es parte fundamental de la claridad en la prescripción. La adherencia y cumplimiento del tratamiento está basado en este espacio. Paciente con dudas es paciente que, probablemente, puede abandonar más fácilmente la medicación, lo cual disminuye su adherencia y, por consiguiente, sus resultados. Es responsabilidad nuestra que estemos a disposición por diferentes canales a fin de poder aclarar sus dudas, reforzar el equipo de apoyo que pueda necesitar en casa y apoyarlo a través de un tiempo prudencial que se establezca previamente.

Paso 18: Encuesta de satisfacción

Como todo servicio, debemos tener retroalimentación de sus usuarios en cuanto a la percepción de calidad, satisfacción, y cómo podemos mejorarlo. Al final, la Telemedicina, a través de sus consultas en línea, es un servicio paciente-céntrico y debe ir adaptándose y mejorando cada uno de estos pasos de acuerdo a los requerimientos y necesidades propias de los usuarios y pacientes. Podemos hacer una encuesta de satisfacción de forma verbal o escrita. También mediante formatos establecidos de forma digital, en los cuales el paciente puede dar click, y nosotros obtendremos las respuestas y sus comentarios en cada uno de los casos.

Entender nuestra atención como un servicio en mejora continua, no solo desde el punto de vista científico, sino además humano, ético y de satisfacción del usuario, más allá de la mejora del parámetro clínico, es lo que hará de la consulta en el mundo digital una experiencia memorable de salud.

Paso 19: Acercamiento a los pacientes según las vías en línea que él use

No solamente estamos dispuestos a apoyarlos a través de una sola vía: tenemos que hacernos omnicanal, estar presentes a través de varias vías. Debemos estar en total disposición de apoyarlo a través de la vía de comunicación que el paciente use de manera regular, que le sea cómoda y segura. Para eso, tenemos que estar en comunicación y conocimiento de sus necesidades. El acercamiento a los pacientes en la postconsulta, según las diferentes vías de comunicación que usen, va a seguir fortaleciendo esa relación y va a aumentar las probabilidades de una nueva consulta e incluso de una recomendación.

Paso 20: Pide un testimonio

Los profesionales de salud usualmente no estamos acostumbrados a pedir testimonios: el boca a boca de familiares o amigos de los pacientes es el modo de difusión más habitual. Pero, en el caso de la consulta en línea, pedir un testimonio va a ser sumamente valioso. Será importante tanto para ti como para que el paciente establezca un enlace más sólido con su profesional, entendiendo que su servicio va mucho más allá de esa simple consulta y que juntos pueden inspirar a muchas más personas a que cuiden su salud. Por lo tanto, es recomendable pedir siempre un testimonio para poder buscar vías que animen a otras personas a estar saludables. Además, sirve para ofrecer a otros el conocimiento de un servicio de salud que puede mejorarlos.

Este tipo de testimonios generalmente no lo dan todos los pacientes, sino aquellos más comprometidos, más unidos a tu propósito, los que han tenido una más sólida relación médico-paciente. Por eso, estos pacientes se vuelven embajadores. Es importante que lo enfoquemos como una solicitud de un testimonio para ayudar a otras personas y, sobre todo, con base en unos resultados. Inspirar a otros siempre es un gran motivo para poder seguir apoyando. La mayoría de los pacientes se animan si sabemos pedir un testimonio de manera genuina y pensando siempre en la ayuda al prójimo. A su vez, ese paciente embajador se convierte en un usuario VIP de nuestros servicios.

Paso 21: Vías de agendamiento

El paciente que ya ha transitado todos los pasos de este método necesita probablemente un nuevo agendamiento para un seguimiento y control. Este agendamiento debe hacerse por diferentes vías, según las necesidades del paciente. Para eso, podemos usar el WhatsApp, llamadas por celular, email o incluso mensajería instantánea. Se insiste en este punto en la necesidad de estar accesibles de forma multicanal, ya que tenemos que adaptarnos a las necesidades de nuestros usuarios.

Esta fase cierra todo el circuito que transforma a un desconocido en un paciente satisfecho, fidelizado, saludable y comprometido. Por eso es tan importante llevar el paso a paso unido de forma directa con el objetivo de salud que se ha planteado.

Grafico # 3. La Pos Consulta

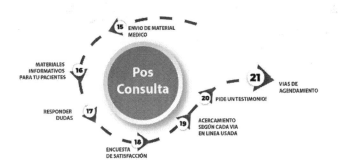

4.6 Integrando las fases

Las 3 grandes fases, cada una con sus 7 pasos, deben ser engranadas de manera fluida, sencilla, práctica, pero sobre todo humana, siempre con la visión paciente-céntrica. Debe ser algo que el paciente perciba como preocupación genuina del profesional hacia la mejoría de su estado de salud. Para esto, la escucha activa de las necesidades del paciente es indispensable: no podemos dejarlo en manos solamente de un formato frío o de una secretaria. La escucha activa, sincera y honesta de las necesidades reales del paciente le permitirá al profesional de salud comprender lo que realmente necesita. De esta manera, podrá darle ese apoyo global que requiere para estos momentos donde su salud está en juego.

Gráfico # 4: El método PCP integrado

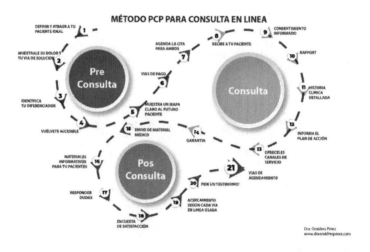

4.7 Fortaleciendo los resultados del método PCP

Hay detalles importantes que fortalecen y hacen la diferencia entre un profesional y otro. Por algo, algunos pacientes se fidelizan con sus profesionales de salud hasta el punto de que, si no está su médico, esperan o lo buscan y hacen todo lo posible para que sea él quien los atienda. Esa fidelización del paciente está dada por unos aspectos realmente trascendentes que hacen la diferencia: son las famosas habilidades blandas que, de paso, ¡de blandas no tienen nada!

Es importante que el profesional de salud aprenda a manejar estas habilidades humanas: las relaciones, las sensibilidades, la lectura del lenguaje no verbal, la escucha activa; también el manejo de la cámara, del tono y cadencia de la voz, de las técnicas de comunicación efectiva; además, es fundamental la actualización de la información médica a un nivel de lenguaje comprensible para todos sus usuarios o pacientes.

Aquel profesional de salud que logre entrenarse en estas habilidades no solamente va a lograr que sus pacientes aumenten su adherencia y se fidelicen, sino que además va a hacer de la relación con el profesional de salud un servicio humano, cálido, cercano y efectivo. La invitación es a entender que el entrenamiento que llevamos para una consulta digital va mucho más allá de la salud, va mucho más allá de la medicina y que tenemos que entender y comprender áreas diversas de los saberes para poder ofrecer nuestro mejor servicio.

CAPÍTULO 5

ALGUNOS EJEMPLOS PRÁCTICOS

Dentro de las diferentes opciones de servicio de la salud brindadas por los profesionales que actualmente se encuentran en disposición de la población, no se ha conseguido apreciar, hasta el momento, ningún área en la que no se pueda beneficiar a sus usuarios con el uso de la Telemedicina en cualquiera de sus modalidades.

La manera de aplicarla en el interior de las diferentes áreas y especialidades va a depender mucho no solo de la especialidad como tal, sino de la creatividad, el ingenio y la capacidad de adaptación a la tecnología que tengan tanto el profesional de la salud como los usuarios, además de las condiciones patológicas que presentan sus pacientes. A continuación, daremos algunos ejemplos:

5.1 Áreas Médicas

Las áreas médicas o clínicas son por excelencia un nicho ideal para el ejercicio de la Telemedicina. En ellas no solo se puede aplicar la Telemedicina, sino también la Telesalud, la Teleasesoría, la Teleasistencia, el Telemonitoreo, entre otros recursos. Entre las especialidades en las que podemos ayudar hasta en un 80 % al diagnóstico, tratamiento, seguimiento y control de los pacientes, se encuentran las siguientes: medicina interna o general, medicina familiar, geriatría, endocrinología, dermatología, cardiología, neumología, gastroenterología, oncología clínica, reumatología, fisiatría, fisioterapia y muchísimas otras más. Así mismo, permite dar Teleducación y asistencia y apoyo a cuidadores, padres, familiares y otros miembros que integran el círculo de confianza y cuidado del paciente, entre muchas otras opciones.

5.2 Áreas Quirúrgicas

En general, las especialidades quirúrgicas pueden tener limitaciones a la hora de ver el alcance de la Telemedicina en su espacio laboral; sin embargo, es de gran uso y de gran provecho en esas áreas. En general, puede haber numerosos espacios y momentos en los que se puede trabajar a través de la Telemedicina: diagnósticos iniciales, solicitud de análisis, evaluaciones y preparación preoperatoria del paciente, evaluación y seguimiento post-operatorio. Todos estos procedimientos pueden hacerse de manera perfecta mediante la Telemedicina. Además, les proporcionan a los pacientes el beneficio de tener a su médico especialista al alcance para cualquier duda, comentario o para resolver una inquietud. Debe prestarse especial atención durante el período del post-operatorio, en el que se necesita apoyo no solamente físico, sino también emocional y psicológico. En este espacio, es el profesional quirúrgico el ideal para aclarar y arrojar luz sobre sus dudas y miedos, así como brindar soporte al paciente y a sus familiares.

5.3 Psicología, Nutrición, *Coaching*

Estas áreas pueden proporcionar muchos frutos gracias a la Telemedicina. Se trata de especialidades que requieren un gran estudio de la habilidad de comunicación, conversación, interrogatorio, asignación de deberes y trabajos con diferentes herramientas que fácilmente pueden aplicarse a la práctica con el uso de la Telemedicina. La determinación de pliegues cutáneos, peso u otros quizá pueda estar limitada si el paciente no cuenta con apoyo calificado; sin embargo, el peso o cintura abdominal pueden ser analizados por los propios pacientes entrenados para disponer de un seguimiento y control que sea de gran utilidad para ellos y para los nutricionistas de manera especial.

5.4 Enfermería, Técnicos, Laboratorios, Servicios de Imagenología

En estas áreas complementarias, la Telemedicina funciona como una herramienta de gran utilidad, puesto que forman parte indispensable para el equilibrio del equipo de salud. Es valioso destacar que no solo los médicos integran el equipo de salud: el resto de los servicios complementarios (laboratorios, radiología, farmacia, entre otros) también es parte de ese equipo. Por lo tanto, el hecho de que no estén conectados al área de la Telemedicina deja un espacio muy importante sin asistencia. En consecuencia, debe procurarse el cierre apropiado del circuito de atención en salud vía Telemedicina para optimizar los resultados y la experiencia del paciente.

Específicamente en áreas tan vitales como la enfermería, el apoyo del cuidado del paciente vía Telemedicina es fructífero. A través de Teleconferencias, se puede lograr lo siguiente: obtener datos clínicos y seguimiento del paciente, monitoreo, educación a pacientes crónicos y a adultos mayores; también promoción y educación en estilos de vida saludables, promoción de autocuidados y programas para diferentes poblaciones vulnerables; además, puede favorecer el enlace entre personal de salud de áreas rurales para diferentes momentos en educación, referencias, consultas, segundas opiniones o como intermediarios entre la comunidad.

En el laboratorio se puede desarrollar una excelente conexión con el médico tratante para hacer el recordatorio y los detalles con respecto a los análisis solicitados a los pacientes, sobre sus diferentes petitorios de exámenes recurrentes o periódicos, así como enviar resultados vía Telemedicina. Además, por la vía digital puede entrenarse a los pacientes en la preparación adecuada para que la toma de las muestras destinadas a los exámenes sea exitosa, lo cual generará resultados más fidedignos. Así mismo, se les pueden recordar a los pacientes las fechas de nuevos análisis recurrentes de control y agendar citas para esos estudios, entre otras ventajas.

En radiología, no solamente es la toma adecuada de la imagen, sino que se puede entrenar al paciente a través de Telemedicina para que acuda de la manera adecuada a la realización de los estudios de imágenes correspondientes. Además, las imágenes en radiología pueden ser procesadas, analizadas y enviadas a través de la Telerradiología, lo cual permite diagnósticos remotos, colaborativos e integrales. Actualmente, se cuenta con cantidad de equipos de alta sensibilidad en el área de imagenología. La constante incorporación de herramientas de interpretación aumenta la especificidad diagnóstica. Además, se utiliza el envío de manera digital con alta calidad a cualquier parte del mundo para ser evaluado, analizado y discutido. De ese modo, se les ofrecen a los médicos tratantes las mejores oportunidades de complementarios de alta calidad que permiten afinar el diagnóstico de sus pacientes.

La fisioterapia no se queda atrás, pues existe una increíble cantidad de actividades que se pueden desarrollar para los diferentes pacientes que encajen con sus necesidades: teleconsultas, guías y videos para apoyo de ejercicios según cada caso, teleasesoría, teleducación. El modelo de telerrehabilitación en enfermedades crónicas, bajo el asesoramiento digital de profesionales de salud, es una alternativa viable, eficaz y no inferior a métodos tradicionales de rehabilitación. Además, tiene la ventaja de que potencialmente reduce costos de desplazamiento y de atención en centros hospitalarios. Son áreas complementarias que pueden apoyar a los servicios médicos de manera eficiente y oportuna usando la Telemedicina.

5.5 Odontología y sus Especialidades

Aunque parezca increíble para algunos, la Teleodontología, rama de la Telemedicina, ha tenido, en los últimos años, un gran desarrollo en sus diferentes especialidades: Telestomatología, Telerradiología, Telepatología, Telecirugía oral y teleortodoncia, entre otras. En sus diferentes modalidades, se ha procurado el cuidado, atención y prevención de las patologías dentales y bucales a través del uso de estrategias de Telemedicina, como el turismo dental y la relación de pacientes para manejo y orientación inicial antes de la consulta presencial. La Teleodontología permite que el profesional y el paciente puedan resolver el diagnóstico inicial y las medidas iniciales de tratamiento antes de llegar al consultorio. A través de la evaluación clínica y de estudios de imágenes, así como de fotografías de diversas zonas de la cavidad oral, puede llegarse a un diagnóstico preciso y planificar las sesiones presenciales. Incluso se utiliza el llamado *Sistema Slow*, que permite tratar al paciente con un menor número de sesiones, pero de mayor tiempo de duración, lo cual optimiza la asistencia, calidad y atención del servicio odontológico. Debido a que el número de visitas del paciente es menor, se genera ahorro de tiempo y traslados, menor cantidad de cambios de materiales y el logro más expedito del resultado odontológico buscado en el paciente con un costo efectivo.

La teleodontología brinda, además, la oportunidad de optimizar las comunicaciones interprofesiones y se puede utilizar para una mejor fuente educativa entre los estudiantes de odontología. Así mismo, es una herramienta útil tanto para el paciente como para el profesional, ya que puede incluso aplicarse en diversas especialidades de la odontología. Además, reduce el tiempo utilizado para múltiples opiniones por varios especialistas y, por lo tanto, funciona de manera más rápida y económica para el paciente y el odontólogo.

5.6 Otras áreas en expansión que se benefician de la Telemedicina

as unidades de cuidados intensivos, a través de la TeleUCI; los servicios de anatomía patológica; la Telepatología; los servicios de diálisis con equipos modernos de alta especialización que permiten, a través de la Telemedicina, programar y resolver muchas de las necesidades de los pacientes que acuden a diálisis.

Podría pensarse que la Telemedicina es poco práctica aplicada en especialidades como las descritas; sin embargo, hoy en día es una realidad. No podemos olvidar casos de alta complejidad como la cirugía robótica, que ya pasó de ser un sueño a una completa realidad: el cirujano puede estar a kilómetros de distancia del paciente, pero a través de equipos especializados, tecnológicos y humanos, puede realizar la cirugía determinada a un paciente específico en otra parte del mundo. Además, estamos a las puertas de la Big Data y la Inteligencia Artificial, las cuales van a acelerar de fabulosa manera la utilización de la Telemedicina y la asistencia remota en pacientes de diferentes áreas geográficas, lo cual acabará con los mitos del tiempo y la distancia para poder tener acceso a servicios de salud de alta calidad. Los sistemas de servicio de salud en el futuro próximo no serán exclusivamente telemáticos. De hecho, se plantea en este momento la necesidad inminente de la migración hacia un sistema híbrido de salud que permita incorporaciones de esquemas terapéuticos y de abordaje clínico, con consultas presenciales sumadas a estrategias de Telemedicina y Telesalud. De esta manera, en conjunto, se obtendrá el resultado integral de la salud plena del paciente y no solo la resolución de un problema específico.

El manejo multidisciplinario a través de la Telemedicina es otro de los factores que aumentan la posibilidad de una terapia altamente especializada, con diversos enfoques para un solo paciente, potenciados y hechos realidad de manera práctica, accesible y cada vez más frecuente gracias a la tecnología de información y comunicación aplicada a la salud. Nos queda un largo trecho por recorrer, tenemos muchas cosas aún por aprender, sobre todo en América

Latina. Pero, sin duda, estamos en una zona de crecimiento acelerado donde la responsabilidad va a ser trabajar en el enfoque paciente-céntrico para dar más y mejor a los pacientes en diferentes oportunidades, zonas geográficas, edades y condición social.

La nueva medicina, definitivamente, incorpora la combinación significativa de aplicaciones digitales emparejadas con cualidades humanas y capacidades para lograr una mejor atención de salud, garantizando la calidad de vida.

CAPÍTULO 6

TELEMEDICINA, INNOVACIÓN, GERENCIA Y CALIDAD DE SERVICIOS

Vamos a tratar un tema muy importante al hablar de Telemedicina como uso de las TICs al servicio de las ciencias de la salud: su contribución en materia de innovación, gerencia y calidad de servicios de salud. Para tratar el tema, tenemos que definir algunos conceptos:

¿Qué es la gerencia? Es la acción o el conjunto de procesos que un grupo del talento humano de profesionales, técnicos, trabajadores llevan a cabo para dirigir, gestionar, coordinar una determinada institución. De la misma forma, también tenemos que hacer referencia que esto viene implícito en las acciones de coordinar, gestionar y direccionar muchas de estas organizaciones.

Otro concepto es el de Gerencia en Salud, que puede ser entendida como una profesión o aspecto técnico profesional de alto nivel, mediante el cual se lideran y dirigen las organizaciones o instituciones que prestan servicios de salud.

En muchas ocasiones, este concepto de gerencia de salud lo hemos manejado también como dirección, administración o gestión de servicios de salud. La gerencia propiamente dicha y la gerencia de servicios de salud tienen implícita una serie de características que tienen que ser desarrolladas con un alto nivel de liderazgo y trabajo en equipo de alto desempeño. Esas características son las siguientes: el desarrollo de tareas, funciones y responsabilidad del equipo o de sus miembros, dependiendo de su nivel de acción, las actividades, la conducción, la dirección, la administración y la coordinación de muchos de esos procesos.

Otro concepto importante para aclarar en este capítulo es el de calidad, que se refiere a la capacidad que posee un objeto, una persona, un servicio, una unidad, un departamento para satisfacer las necesidades implícitas o explicitas según los parámetros determinados o en cumplimiento de requisitos de calidad.

Pareciera entonces que la calidad, según lo que se plantea, es un concepto subjetivo, mas no es así: cuando se habla de calidad, tenemos que considerar algunos indicadores o parámetros que van a permitir medirla, esto es, hacerla objetiva. A continuación, vamos a conversar sobre 4 temas referidos a los parámetros de la calidad:

Eficiencia: es lograr las metas planteadas con la menor cantidad de recursos posibles invertidos, desde el punto de vista financiero o de otros recursos. Se trata del impacto económico en materia de calidad.

Eficacia: lograr la meta, pero cumpliendo con los requisitos técnicos que amerita esa determinada actividad, acción, proceso, plan o proyecto que estemos desarrollando.

Efectividad: es el logro o el alcance del impacto social; es decir, que lo que estemos haciendo tenga un impacto positivo en la sociedad, la población o el grupo de seres humanos sobre los cuales estemos aplicando un determinado proceso, actividad o acción.

Finalmente, pero no menos importante, un parámetro que mide calidad es la satisfacción: es el cumplimiento de las necesidades implícitas o explícitas que pueda tener un usuario determinado. Cuando hablamos de usuarios, tenemos dos tipos: los usuarios internos, que son aquellas personas que trabajan en una determinada organización o institución de salud (profesionales, técnicos, trabajadores); y los usuarios externos, que son los clientes, usuarios, pacientes, proveedores y aliados estratégicos, siendo estos los que están fuera de la institución.

Entonces, cuando hablamos de calidad, tenemos que considerar por lo menos estos cuatro parámetros. Eficiencia: Impacto Económico; Eficacia: Impacto Técnico; Efectividad: Impacto Social y Satisfacción: cumplimiento de las necesidades implícitas o explicitas, tanto de los usuarios internos como de los usuarios externos.

Ahora veamos la Calidad de Servicio. Hay que destacar que cuando una organización, institución o centro de salud se plantea como visión o un producto de valor hablar de calidad de servicio, debe ofrecer servicios que logren un fin o meta, pero cumpliendo con los parámetros de Eficiencia, Eficacia, Efectividad y Satisfacción de los clientes, en el presente, pero también en el futuro.

Por último, luego de unir todos esos conceptos, llegamos a la Calidad de Servicio de Salud. Para la OMS (Organización Mundial de la Salud), la calidad en asistencia sanitaria es asegurar que cada paciente, cada usuario, reciba un conjunto de servicios integrales de promoción, prevención, educación, diagnóstico, tratamiento, rehabilitación e incluso cuidados paliativos.

Estos servicios deben prestarse de la manera más adecuada posible para conseguir que la atención sea óptima, integral, accesible, teniendo en cuenta todos los factores y conocimientos tanto del paciente, los usuarios, los familiares, acompañantes y representantes legales como del equipo de salud de alto desempeño.

6.1 La Telemedicina Efectiva

La palabra *efectividad* adquiere su origen de un verbo latino que es *"efficere"*, que quiere decir "ejecutar, llevar a cabo u obtener un resultado esperado". Cuando un individuo o una organización practica la efectividad en el trabajo que realiza, su tiempo rinde mucho más y sus niveles de bienestar aumentan, de allí el impacto social de la palabra *efectividad*.

La efectividad es la capacidad de conseguir un resultado o efecto que se desea. En este caso, cuando hablamos de servicios de salud y Telemedicina, la organización que utiliza la Telemedicina o los sistemas híbridos busca ser efectiva con estas herramientas, lograr el resultado que estaba planificado o deseado.

Se trata del impacto social, es el ámbito de adquirir para equilibrar la producción y la capacidad para producir. De esta forma, todos los gerentes, trabajadores, profesionales y técnicos pueden obtener un mayor beneficio del esfuerzo y las horas de trabajo que invierten a diario en la organización, institución o en su consultorio, por ejemplo.

En este punto, cuando nosotros hablamos de efectividad, tenemos que considerar lo que Stephen Covey detalla en su libro *Los Hábitos de las Personas Altamente Efectivas*: esos hábitos también son aplicables a las organizaciones de salud. Algunos hábitos que él destaca y que podemos revisar y aplicar al uso de las TICs en salud son los siguientes:

La *proactividad* de una organización de servicios de salud que utiliza Telemedicina como una herramienta de efectividad y que permite a la organización o al profesional que la utiliza estar conscientes de las decisiones que tomen y los cursos de acción que se desarrollen.

El otro aspecto es que la Telemedicina contribuye a empezar cualquier desarrollo con el *fin en la mente,* como lo describe Stephen Covey; es decir, tenemos que saber hacia dónde vamos y cuál es la visión que nosotros queremos lograr.

Por otro lado, poner *primero lo primero*: necesitamos organizar nuestras prioridades y, definitivamente, la Telemedicina permite cristalizar el sueño y el derecho de considerar como primero y centro de acción al paciente.

Nos ayuda además a pensar en un *ganar-ganar*, puesto que la Telemedicina trae como consecuencia desarrollar acciones, planes, procesos, proyectos y programas que permiten un bienestar y satisfacción para todos, que sean ecos sostenibles en el tiempo y para la sociedad.

Busca, antes de *ser comprendido* como institución, comprender a los clientes, usuarios, pacientes y comunidades: la Telemedicina es una herramienta relevante para aprender a escuchar activamente y atender a los demás.

También es una herramienta que nos permite *sinergizar*, esto es trabajar en equipos de alto desempeño, lo que implica la efectividad, confianza e innovación. Además, nos permite *afilar permanentemente la sierra*, es decir, cumplir con todos los demás hábitos, incluidos la capacitación y el entrenamiento.

En este aspecto muy puntual del cual estamos hablando en este capítulo, entendemos que la gestión y la gerencia de salud, con la incorporación de la Telemedicina o sistemas híbridos de salud, nos permite ser eficientes, y esa eficiencia se nota en algunas características que vamos a mencionar a continuación:

-. Primero, existe planeación del trabajo que se realiza con los equipos de alto desempeño, de tal manera de ampliar el arte y la ciencia de la preparación y la planeación, que en realidad es uno de los factores de éxito de la gerencia de servicios de salud y, específicamente, de la calidad de servicios de salud.

-. Un segundo aspecto es que nos permite tener encuentros permanentes con las personas que forman parte del equipo, los usuarios internos, pero también con los usuarios externos necesarios para evaluar permanentemente las necesidades explícitas e implícitas de todos ellos.

-. Tercero, a través de la Telemedicina podemos lograr indicadores de puntualidad y cumplimiento con los compromisos que hacemos tanto con los clientes internos como con los clientes externos, y estos son excelentes testimonios de éxito cuando nosotros la aplicamos.

-. Un cuarto aspecto para considerar es que podemos evaluar constantemente los resultados del trabajo con nuestro equipo y con nuestros usuarios internos; podemos utilizar la Telemedicina como una herramienta importante para mantenernos actualizados sobre los temas de nuestro trabajo y los temas de formación general que hablen de efectividad.

-. Un quinto tema es que se establecen relaciones con las personas de otras empresas, pues en Telemedicina está implícito no solo el paciente como centro de atención, sino los trabajadores de servicio de salud y también los terceros que son importantes, los proveedores de servicios tecnológicos; además, se acude a una cantidad importante de otras especialidades (*marketing*, publicidad, mercadeo, comunicación, habilidades sociales) que son muy valiosas para el desarrollo armónico de la Telemedicina.

Por otra parte, debemos reconocer el trabajo que se hace bien, incluido el trabajo y el aporte que hacen los pacientes de una forma participativa, armónica y activa, permanentemente en la búsqueda de su área de desarrollo y bienestar.

Los tiempos de trabajo no deben depender de un contrato de un prestador de servicios de salud, sino que dependen de los resultados que nosotros queremos obtener. Entonces, estos son aspectos importantes que debemos tener presentes y desarrollar como competencias clave para el éxito gerencial, para lograr lo que en este momento estamos planteando en cuanto al impacto social que la Telemedicina debe producir.

6.2 Mayor Acceso a los Servicios de Salud del Individuo y de la Población Global

Definitivamente, desde la década de los 50, la Telemedicina inspiró a sus precursores cuando comenzaron a darse cuenta de la posibilidad de aumentar sistemáticamente la cobertura y accesibilidad a los servicios de las ciencias de la salud con en el uso de la tecnología.

Los servicios de Telemedicina se idearon originalmente con la intención de llegar a las poblaciones remotas, donde la distancia era un factor crítico. A modo de ejemplo, en muchos países de nuestra América Latina, como Colombia, Venezuela o Brasil, con sus grandes extensiones, se abría la posibilidad de que personas que estaban viviendo en esa época, y todavía hoy, en áreas muy lejanas de las capitales de los estados y departamentos, capitales donde se ubicaban y ubican todavía las mayores capacidades resolutivas de los servicios de salud, también pudieran tener acceso directo a los servicios de salud.

Entonces la Telemedicina se comenzó a implantar en zonas del Amazonas o en regiones selváticas, veredas o áreas rurales muy remotas. Esto trajo como consecuencia que cualquier persona que vivía en esos territorios pudiera tener, a través de la tecnología, contacto directo con servicios de salud, departamentos hospitalarios, servicios ambulatorios, preventivos, educativos, sanitarios, de diagnóstico, tratamiento y rehabilitación, y de cuidados paliativos, independientemente de su ubicación en un determinado territorio.

Pero no solo eso: la Telemedicina ha traído como consecuencia que el individuo, las comunidades, las familias y las sociedades tengan acceso a profesionales de las ciencias de la salud que se encuentren en cualquier parte del mundo.

Gracias a eso, hoy podemos ver que un paciente o un profesional de la salud que está ubicado en cualquier área de nuestras ciudades o áreas rurales pueden tener contacto, a través de la tecnología, con cualquier grupo de profesionales en cualquier parte del mundo, sin ningún tipo de limitación más que la conectividad y el acceso a la tecnología.

Por lo anterior, en este punto es importante resaltar que la Telemedicina y los sistemas híbridos de servicios de salud han venido satisfaciendo una necesidad importante y que es un derecho humano de los individuos y de las poblaciones: estar en permanente contacto y tener la seguridad de contar con acceso a los servicios de salud, independientemente de las distancias.

No es un secreto para nadie, y así lo demuestran los indicadores de la OMS (Organización Mundial de la Salud), de la OPS (Organización Panamericana de la Salud) y de una serie de organizaciones mundiales y multilaterales, que todavía en el siglo XXI sigue existiendo una cantidad importante de la población mundial que no tiene acceso a los servidos básicos de salud; en esta situación, la Telemedicina junto con los sistemas híbridos jugarán un papel preponderante en la mitigación de esta brecha.

Por lo anteriormente expuesto, a ti, que estás leyendo este libro, no solo te invitamos a que aproveches la Telemedicina como la posibilidad de crecer en tu consulta o desempeño individual, sino que, como profesional, técnico o estudiante de las ciencias de la salud, te animamos a que puedas hacer un aporte importante al crecimiento y desarrollo de la salud, y al acceso a los servicios de salud para la población de tu territorio, tu país y a nivel mundial.

En este momento, estás llamado a contribuir permanentemente con que la mayor cantidad posible de personas sea beneficiada con estas tecnologías al servicio de la salud, para que puedan también tener un acceso digno y buscar permanentemente el gozo, la salud y el bienestar que todos como sociedad merecemos.

6.3 La Telemedicina Eficiente

Cuando se habla de eficiencia, nos referimos al hecho del impacto económico o del ahorro en el uso de los recursos de todo tipo. Se trata de la posibilidad de alcanzar los indicadores, metas, objetivos o resultados planteados al menor costo posible, siempre cumpliendo con los parámetros del impacto social y técnico. Es decir, hacer muy bien lo que nos planteamos, cumpliendo los requisitos técnicos y logrando, al menor costo posible, un impacto sobre la sociedad, pero también, como trabajadores de servicios de salud, sobre pacientes, usuarios, clientes y comunidades.

Ahora bien, resulta que la Telemedicina y los sistemas híbridos no solo han traído como consecuencia una disminución importante en el uso de los recursos económicos y financieros que nosotros teníamos que destinar para hacer realidad los objetivos que nos planteamos, tanto a nivel de una organización o de las actividades en un consultorio privado, de un odontólogo, médico, orientador o terapeuta; cuando el médico o profesional de la salud realiza Telemedicina o trabaja con sistemas híbridos presenciales y virtuales, logra como resultado que el impacto sobre el ámbito económico sea menor.

Esto es favorable para él, porque el ahorro de recursos para lograr las metas planteadas ya es importante, pero también es crucial para los efectos del cliente, del usuario y del paciente, el cual nota un ahorro significativo de recursos y no solo de recursos financieros, sino de otros recursos como el tiempo y el logístico.

Les presentamos algunos ejemplos: si tú, como profesional de la salud, tienes tu consultorio establecido en la capital de un municipio, o en la capital de un estado o un departamento, y tu paciente vive a cinco horas de donde tienes tu consultorio, ese paciente amerita invertir una cantidad importante de recursos, como los siguientes:

-. Tiempo, pues si la consulta está a 5 horas de donde vive el paciente, este tiene que salir de su domicilio por lo menos 6 a 7 horas antes para ir al consultorio, mientras que son otras 6 a 7 horas para lograr el regreso a casa, de tal forma que eso implica todo un día para ir a la consulta.

-. El paciente tiene que dejar todo un día a su familia.

-. Tiene que dejar de trabajar ese día, con las implicaciones que conlleva el no producir durante ese tiempo.

-. La cuestión del riesgo que va implícito en el viaje, independientemente de la seguridad que pueda tener.

A todo lo anterior vamos a sumarle el riesgo de presentarse a un centro de salud, con la problemática actual de la pandemia, pero también los riesgos a los que sometemos a nuestros pacientes al citarlos en el centro de salud como la única alternativa de atención. Con esto no se trata de impulsar el fin de las consultas o actividades de salud presenciales, sino de crear escenarios de reflexión para que puedas establecer e impulsar la combinación de lo presencial con lo virtual o un sistema híbrido eficiente que va a permitir ahorrar recursos.

Cuando hablamos de los recursos que implican para el profesional de las ciencias de la salud, nos referimos a tiempo, logística, uso de consultorio, equipo de protección personal, riesgos que recaen sobre el paciente, sobrecarga de personas en la institución en la que trabajas, etc. El hecho de que puedas hacerlo desde tu casa, tu oficina o cualquier parte del mundo donde tengas conectividad contribuirá, además, a que puedas atender a una mayor cantidad de pacientes, con mejor calidad y con el menor uso de los recursos.

De este modo, serás un profesional más productivo y con mayor tiempo libre para dedicarlo a tu familia o al estudio, pues convertirás tus servicios de Telemedicina en una herramienta fundamental para la eficiencia y el logro de los resultados con el menor costo posible.

6.4 La Telemedicina Eficaz

Eficacia es la capacidad de realizar un efecto deseado, esperado o anhelado, o la capacidad de una organización para cumplir objetivos predefinidos en condiciones preestablecidas. Es, pues, la asunción de retos de producción y su cumplimiento bajo los propios parámetros técnicos.

Para hablar de eficacia o Telemedicina eficaz, debemos recordar que se trata del estudio del impacto técnico, un tema que es fuente de algunos de los mitos de la Telemedicina entre colegas profesionales/técnicos y usuarios/pacientes. Ya hemos mencionado en múltiples ocasiones la necesidad de cumplir con los requisitos técnicos contemplados en las ciencias de la salud y las ciencias médicas.

Si queremos que la Telemedicina sea eficaz, se debe lograr lo que buscamos, pero respetando y cumpliendo con los aspectos técnicos, sin olvidar los otros temas de impacto social y económico. Por este motivo, planteamos que el éxito de la Telemedicina está soportado en las bases de las competencias técnicas y sociales de quienes son los actores de estos procesos: profesionales, técnicos, pacientes y proveedores de servicios tecnológicos.

Es indispensables que los llamados a practicar Telemedicina y sistemas híbridos de atención y gestión contemos con herramientas y competencias de vanguardia, tanto en nuestras

áreas o especialidades como en el uso de tecnologías de información y comunicación al servicio de la salud y el bienestar.

6.5 La Telemedicina: Fuente de satisfacción

Venimos revisando el tema de la calidad, calidad de servicios, calidad de servicios de salud y la calidad de servicios de salud con el uso de la Telemedicina. Resulta que la Telemedicina permite un hecho que es fundamental: centrarnos en las necesidades implícitas y explícitas de nuestros pacientes, usuarios, de nuestros clientes, la familia que atendemos, la pareja, las comunidades o la población completa a la cual servimos.

El uso armónico y científico de las TICs también posee un matiz digno de resaltar: el hecho de permitirnos causar altos niveles de satisfacción tanto en los usuarios internos (trabajadores, profesionales, técnicos de las ciencias de la salud) como en los usuarios externos (pacientes, usuarios, clientes, proveedores, aliados estratégicos y todas esas personas que están fuera de las instituciones).

La relación entre un profesional de las ciencias de la salud y un paciente, por medio de la Telemedicina y los sistemas híbridos de atención, ha causado un impacto importante sobre los servicios que ofrecemos. Esto trae como consecuencia directa considerar a las personas como el centro o la columna vertebral de las acciones, procedimientos, procesos o protocolos que se tienen que desarrollar cuando hablamos de servicios de salud, logrando niveles importantes de satisfacción en estos usuarios. Al hablar de satisfacción de las necesidades de nuestros pacientes o usuarios, tenemos que considerar, además de nuestras habilidades y competencias técnicas, las habilidades y competencias sociales que nos permitan cada día poder acercarnos a nuestros usuarios y definir con ellos esas necesidades.

Estas habilidades sociales son básicas en la búsqueda permanente de satisfacción: poder saber y determinar, con base en la participación de los pacientes, cuáles son sus necesidades; luego, en conjunto, acordar sistemáticamente en una relación ganar-ganar cuáles son esas necesidades que nosotros, como profesionales y técnicos, vamos a contribuir a satisfacer. La Telemedicina y los sistemas híbridos de atención se han convertido en una herramienta útil en el momento de detectar esas necesidades, de tener una escucha activa, empatía, comunicación efectiva; además, manejo y resolución de conflictos, manejo de emociones, lenguaje corporal y verbal, intercambio permanente con mayor accesibilidad, oportunidad y universalidad; todo esto es posible independientemente de la distancia, siempre y cuando podamos combinar adecuadamente las herramientas tecnológicas con competencias y habilidades técnicas y sociales. Son múltiples las herramientas que podemos utilizar a través de la Telemedicina para lograr este parámetro de calidad que es la satisfacción.

Hasta ahora, en este capítulo, hemos visto cómo la Telemedicina y los sistemas híbridos mejoran la accesibilidad, pero también cómo logramos utilizar la Telemedicina en favor de la eficiencia y la eficacia, cómo logramos el uso armónico de las TICs al servicio de la salud para lograr efectividad.

También se ha dilucidado cómo nosotros podemos utilizarla para el logro de la satisfacción tanto de los usuarios internos como de los usuarios externos. ¿Esto significa que estamos utilizando las TICs para lograr calidad de servicio de salud que traiga como consecuencia mejorar nuestro desempeño? Definitivamente, sí: mejorar tu desempeño en tu consulta o como profesional de un equipo, es decir, como encargado de generar indicadores de salud y bienestar a poblaciones enteras.

6.6 Otras Áreas de Innovación y Crecimiento

La Telemedicina ha permitido la incorporación a los servicios de salud de redes sociales, espacios web, inteligencia artificial, robótica, realidad virtual, entre otros, todos ellos dirigidos al individuo, parejas, familia, instituciones, comunidad y a la población en general. A pesar de utilizarse desde mediados del siglo pasado, la Telemedicina en el año 2020, producto de la pandemia por el COVID-19, ha experimentado un crecimiento exponencial como respuesta a las necesidades tanto de pacientes como de profesionales y técnicos de la salud a nivel mundial. Y esto está en pleno desarrollo, pues se trata de un área permanente de innovación y de atención masiva e integral.

Esto lo percibimos cuando revisamos las evidencias de cómo se ha manejado en muchos lugares del mundo, por ejemplo, con los pacientes con COVID- 19, pero también con pacientes o situaciones de salud que no tienen ninguna relación con la pandemia.

Además de los modelos tradicionales de salud que conocíamos desde el punto de vista presencial, hemos venido experimentando en estos últimos años, y con mucha mayor profundidad en el año 2020, modelos de atención quizá poco conocidos por algunos, como la Teleconsulta, Teleasistencia, Telemonitoreo, Telesegundas opiniones, pero también las múltiples áreas especializadas que la Telemedicina abarca. Podríamos decir que todas las ciencias de la salud y las ciencias médicas con todas sus ramas han sido impactadas positivamente con el uso de las TICs.

Por lo tanto, podemos hablar de Teleatología, TelePediatría, TeleCardiología, Telerradiología o Teleimagenología, Telemedicina interna, TeleInfectología, Telelaboratorio clínico, Telebacteriología, Teleauditoría, Telegerencia de servicio de salud, Telecirugía, Teletraumatología, Teleortopedia, Teleemergencias, TeleUCI, TeleOftalmología, TeleDermatología, TelePsiquiatría, Telesalud mental, etc. También es notable mencionar la integración del modelo de Telesalud y Telemedicina en las estrategias de atención primaria de salud (APS) y en epidemiología, entre otras áreas.

Todas estas áreas, básicas y especializadas, donde ya estamos utilizando Telemedicina, tendrán éxito siempre y cuando la atención correspondiente sea realizada por personal idóneo, capacitado, entrenado en el uso correspondiente de las TICs al servicio de la salud.

¿Cuáles son los retos que tiene la Telemedicina por delante?

Podemos mencionar algunos: un proceso permanente de innovación en Telesalud y Telemedicina; el uso mucho más profundo de la robótica para las aplicaciones prácticas, cirugías robóticas o teleasistidas utilizadas en forma masiva; aplicación de las redes de sensores en la Telemedicina (es bien interesante cómo las apps se ha utilizado este año 2020 para la Teleepidemiología, por ejemplo, en el seguimiento y geolocalización de pacientes sospechosos de COVID o en pacientes diagnosticados con atención en casa o centros hospitalarios).

Podemos mencionar, además, el uso de sistemas de monitoreo para el cuidado de pacientes de la tercera edad, que ya se vienen utilizándose con mucha mayor frecuencia; los sistemas informáticos e innovadores para el sector salud; los sistemas electrónicos utilizados en la Telemedicina; los propios sistemas de información de la Telemedicina; el uso permanente de historias clínicas electrónicas, digitales o virtuales; plataformas de asistencia en salud; el uso de plataformas tecnológicas, entre otros aplicativos web, móviles, videollamadas, redes sociales; servicios de mensajería electrónica como el correo electrónico, el SMS, MMS, los cuales pueden ser provistos por operadores tecnológicos propios de los prestadores o por un tercero, bajo modalidad de responsabilidad compartida en Telemedicina.

No podemos dejar aparte el uso de la inteligencia artificial en Telemedicina. Por ejemplo, por medio de la

Telerradiología, se realiza un seguimiento permanente de las pacientes que todos los años tienen que realizarse sus estudios de ecosonografía de mamas y mamografía. Vemos, entonces, que por medio de inteligencia artificial se detecta y ayuda al equipo humano de imagenología a precisar algunas lesiones que pueden aparecer en las mamas y que no estaban presentes en los estudios de años anteriores. La inteligencia artificial, además de realizar el estudio del historial radiológico de cada paciente, aporta información de cientos de millones de estudios parecidos, lo cual contribuye a definir qué es normal o anormal en cuanto al estudio de mama, revelando posibles diagnósticos de imagenología y clínicos.

Son múltiples los sistemas y ambientes inteligentes en salud que cada día vemos con más frecuencia que se aplican en la Telemedicina. Aplicaciones innovadoras para el cuidado de las personas, sistemas de seguridad y protección de datos, sistema de seguridad de pacientes aplicados desde el punto de vista tecnológico; experiencias en materia de entrenamiento, educación y capacitación, como ya vemos en muchas organizaciones educativas de formación de personal, de profesionales y técnicos, y en estudiantes de las ciencias de la salud que utilizan estos ambientes de alta tecnología.

Un aspecto importante que no podemos dejar de mencionar es que, en el año 2020, el estudio de las TICs se ha ido incorporando en el currículum o los programas de estudio de todas las carreras de las ciencias de la salud. Por lo tanto, las universidad o institutos tecnológicos de ciencias de la salud que no estén contemplando incorporar el estudio y el entrenamiento en materia de Telemedicina quedarán desactualizados.

EN RESUMEN

Nuestro mayor interés es haberte acompañado de forma amigable a través del recorrido por los aspectos fundamentales relacionados con la consulta en línea vía Telemedicina. Hemos analizado las cuestiones éticas, legales, tecnológicas, así como las propias del servicio de salud, y la manera de conectarlas con estrategias de mercadeo, *marketing*, gerencia, *coaching* y muchas otras más, para lograr el éxito de la consulta digital a través de la satisfacción de los usuarios.

Luego de este camino, esperamos que puedas aprovechar esta información para una aplicación pronta, no solo por el hecho de que es la realidad del mundo actual, sino porque el conocimiento adquirido que no se usa prontamente transformándolo en acción se empolva en el baúl de los recuerdos y cada vez es menos probable su aplicación.

Esperamos haber contribuido a que esa transformación digital de tu consulta profesional logre expandirte en el mundo digital para que puedas ayudar a más pacientes de la mejor forma posible, bien sea de manera híbrida o exclusiva vía

Telemedicina. Las opciones son variadas, combinables en diversos contextos y casos, expandibles y escalables, según las necesidades de tus pacientes, de las tuyas propias como profesional y de la visión que desees proyectar al mundo a través de tu expertícia. Tienes las herramientas para lograrlo, así como los alumnos de nuestras formaciones y diplomados lo han hecho en numerosos países.

Consideramos que, en este momento histórico, negarse a la Telemedicina es cegarse a la realidad del mundo de ahora y en adelante, y a la de nuestros pacientes. Nos debemos a ellos, y por ellos debemos trabajar en las opciones que sean necesarias en función de apoyarles a alcanzar su salud con menos barreras, más fácil, segura, ética y profesionalmente cada día, a través de un profesional de salud comprometido, con *mindset* digital, que entienda la posición paciente-céntrica que exige el contexto de salud de hoy y del futuro.

Si luego de haber leído este libro, te gustaría seguir aprendiendo más al respecto, solo únete a nuestro grupo privado de Facebook para profesionales de salud en este link https://www.facebook.com/groups/1437422216446038 , visita nuestra web www.saludelearning.com y sigue las redes sociales @saludelearning y @telemedicinaaunclick, o escríbenos a soporte@saludelearning.com, info@draomidresperez.com, donde puedes estar al día con mucho más del tema.

BIBLIOGRAFIA

1. Boelaert, K et al. ENDOCRINOLOGY IN THE TIME OF COVID-19: Management of hyperthyroidism and hypothyroidism. Eur J Endocrinol. 2020 Jul;183(1):G33-G39

2. Broggi, M. ¿Consentimiento informado o desinformado? El peligro de la medicina defensiva Med Clin (Barc) 1999; 112: 95-96

3. Carvajal, L. , Vásquez, L. Conocimiento, práctica y percepción de enfermeras respecto a tele-enfermería como estrategia de continuidad del cuidado. Enfermería: Cuidados Humanizados, Vol. 5, n° 2

4. Catalan, D, López A. La Telesalud y la sociedad actual: retos y oportunidades. Rev Esp Comun Salud. 2016, 7(2), 336 – 345, pp336

5. Chaet, D. Et al. Ethical practice in Telehealth and Telemedicine. J Gen Intern Med 32(10):1136–40

6. Cohen, A. et al. Direct-to-consumer digital health. ww.thelancet.com/pdfs/journals/landig/PIIS2589-7500(20)30057-1.pdf

7. Declaración Universal sobre Bioética y Derechos Humanos, 2005; Declaración de Helsinki, 2008. https://www.corteidh.or.cr/tablas/26070.pdf

8. Dos Santos, A. Fernández, A. Desarrollo de la telesalud en América Latina Aspectos conceptuales y estado actual Santiago de Chile, octubre de 2013. Publicación de las Naciones Unidas LC/L.3670 · 2013-129

9. García, M. et al. La aplicación del consentimiento informado en los Servicios de Radiodiagnóstico. Comunicación en el Congreso Nacional de Radiología .Salamanca 1998.

10. Goot M. Telematics for Health. The role of telehealth and telemedicine in homes and communities. Textbook published 2016 by CRC Press Taylor & Francis Group 6000 Broken Sound Parkway NW, Suite 300 Boca Raton, FL 33487-2742

11. Greenhalgh, T, Choon, G. and Car, J. Covid-19: a remote assessment in primary care. BMJ. 2020 Mar 25;368:m1182

12. Guido, R. Medicina legal y derecho médico. Libro. Montevideo- Uruguay. Septiembre de 2000.

13. Joda T, et al. Recent Trends and Future Direction of Dental Research in the Digital Era. Int. J. Environ. Res. Public Health 2020, 17, 1987

14. Julien H, Eberly L, Adusumalli S. Telemedicine and the Forgotten America. Circulation. 2020 Jul 28;142(4):312-314

15. Karlsen C. et al. Experiences of the home-dwelling elderly in the use of telecare in home care services: a qualitative systematic review protocol. JBI Database System Rev Implement Rep 2017; 15(5):1249–1255.

16. Kenealy, T. el al, Telecare for Diabetes, CHF or COPD: Effect on Quality of Life, Hospital Use and Costs. A Randomised Controlled Trial and Qualitative Evaluation. PLoS One. 2015 Mar 13;10(3):e0116188.

17. Kim T, Zuckerman J. Realizing the potential of telemedicine in global health. J Glob Health. 2019 Dec;9(2):020307.

18. Latif R, Doarn C, Merrell R. Telemedicine, Telehealth and Telepresence Principles, Strategies, Applications, and New Directions. Textbook Springer Nature Switzerland AG 2021. https://doi.org/10.1007/978-3-030-56917-4

19. Márquez, S. Telemedicina en el seguimiento de enfermedades crónicas: Diabetes Mellitus. Revisión sistemática y evaluación económica. Sevilla: Agencia de

Evaluación de Tecnologías Sanitarias de Andalucía; Madrid: Ministerio de Sanidad y Consumo, 2008

20. Nittari, G. et al. Telemedicine Practice: Review of the Current Ethical and Legal Challenges. Telemed J E Health 2020 Feb 12. doi: 10.1089/tmj.2019.0158

21. Organización Panamericana de la Salud. Marco de Implementación de un Servicio de Telemedicina. Washington, DC : OPS, 2016. ISBN 978-92-75-31903-1

22. Polinski, J. et al. Patients' Satisfaction with and Preference for Telehealth Visits. J Gen Intern Med (2015) 31(3):269–75

23. Poppas, A. Rumsfeld JS, Wessler JD. Telehealth Is Having a Moment Will it Last? J Am Coll Cardiol. 2020 Jun 16;75(23):2989-2991

24. Rigia, M. et al. Artificial Intelligence Methodologies and Their Application to Diabetes. Journal of Diabetes Science and Technology 2018, Vol. 12(2) 303–310

25. Sánchez, J. LOS NUEVOS AVANCES DE LA MEDICINA Y SUS REPERCUSIONES EN LA RELACIÓN MEDICO-PACIENTE. Secretario Ejecutivo de Participación Ciudadana y de Relaciones con los Movimientos Asociativos. Santander 3 de septiembre de 2002.

26. Scott, C. et al. Evaluating barriers to adopting telemedicine worldwide: A systematic review. Journal of Telemedicine and Telecare 2018, Vol. 24(1) 4–12

27. Smith, A. et al._Telehealth for global emergencies: Implications for coronavirus disease 2019 (COVID-19) Journal of Telemedicine and Telecare 0(0) 1–5

28. Tuckson, R. et al. Telehealth. N Engl J Med 377;16 October 19, 2017

29. Veloso, G. Resumen de la conferencia pronunciada en las "Jornadas de Gestión Riesgos Médico Legales para Clínicas y Hospitales", realizadas en Santiago do Chile, de 22 a 23 de marzo de 2002.

30. Vera, O. El consentimiento informado del paciente en la actividad asistencial médica. Rev Med La Paz, 22(1); Enero – Junio 2016

31. Wood, D. et al. Safe Reintroduction of Cardiovascular Services During the COVID-19 Pandemic From the North American Society Leadership. JACC Vol. 75, No. 25, 2020 June 30, 2020:3177 – 8 3

Made in the USA
Columbia, SC
26 September 2023

23317275R00093